clave

Julio Basulto (Barcelona, 1971) es diplomado en nutrición humana y dietética (Universidad de Barcelona). Ha sido profesor asociado en la Unidad de Nutrición Humana de la Universidad Rovira i Virgili y editor en la *Revista Española de Nutrición Humana y Dietética*. Actualmente colabora en Radio Nacional de España (sección «Gente sana» del programa «Gente despierta»), trabaja como conferenciante, ejerce como docente en diferentes instituciones y es autor de numerosas publicaciones científicas. Es coautor de *No más dieta* y *Secretos de la gente sana* junto a M.ª José Mateo, y de *Comer y correr* y *Más vegetales, menos animales* junto a Juanjo Cáceres. En solitario ha publicado *Se me hace bola* y *Mamá come sano*.

Para más información visite la página web del autor:
www.juliobasulto.com

También puede seguir a Julio Basulto en Facebook, Twitter y en su blog:
Julio Basulto Marset
@JulioBasulto_DN
www.juliobasulto.com/blog/

JULIO BASULTO

Se me hace bola

DEBOLS!LLO

Papel certificado por el Forest Stewardship Council®

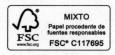

MIXTO
Papel procedente de
fuentes responsables
FSC® C117695

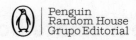

Penguin
Random House
Grupo Editorial

Cuarta edición
Novena reimpresión: enero de 2021

© 2013, Julio Basulto
© 2013, 2021, Penguin Random House Grupo Editorial, S. A. U.
Travessera de Gràcia, 47-49. 08021 Barcelona
Diseño de la cubierta: Sophie Guët

Printed in Spain – Impreso en España

ISBN: 978-84-9032-061-7
Depósito legal: B-14.529-2020

Compuesto en Fotocomosición gama sl

Impreso en Novoprint
Sant Andreu de la Barca (Barcelona)

P 3 2 0 6 1 A

Al pediatra Carlos González, porque no sé
«qué cosa fuera» mi vida sin sus textos.
Al pediatra Luis Ruiz, por la salud.
Y a Edu Baladia, Juanjo Cáceres y Maria Manera
por dar sentido a la palabra «amigo»

Índice

Cuida de mis sueños,
cuida de mi vida.
Cuida a quien te quiere,
cuida a quien te cuida.
[...]
No maltrates nunca mi fragilidad,
yo seré la imagen de tu espejo.

PEDRO GUERRA
y JORGE DREXLER,
«Cuídame»

Prólogo

Hoy (cuando escribo este prólogo) es primero de julio. Pero éste no es el primero de Julio, sino su tercer libro, si no me he descontado. Primero se cargó las dietas en *No más dieta*, y luego, en *Secretos de la gente sana*, nos recordó que la salud en realidad no tiene tanto secreto. Que bien están los medicamentos y las dietas para quienes los necesitan, para los enfermos, pero las personas sanas, como norma general, ni siguen una dieta ni toman pastillas. Que una buena alimentación no consiste en reunir los productos más exóticos (y caros) de los cinco continentes, alimentos siempre llenos de «propiedades», sino en comer un poco como comían nuestros abuelos. La famosa dieta mediterránea, que es lo que cocinaba nuestra bisabuela cuando ningún experto le decía lo que tenía que cocinar.

En este nuevo libro, Julio Basulto aborda, con su habitual rigor, el tema de la alimentación infantil. Y es preciso aclarar el término «rigor», no vayan los lectores a pensar que encontrarán aquí esos «rigores» tan frecuentes en otros libros, los 50 g de pollo «hervido o a la plancha», la papilla de 200 ml, la ternera los martes y los jueves, la fruta a las cinco de la tarde, «y que se lo acabe todo». Muchas familias españolas sufren ansiedad, angustia y desesperación al intentar seguir unas normas obsesivas, y muchos bebés sanos están sometidos a una dieta mucho más estricta que la de cualquier adulto enfermo. Pues a ningún hipertenso, obeso o diabético le dicen que ha de tomar «media pera, medio plátano, media manzana y media naranja, a las cinco de la tarde». Los enfermos, los que de verdad necesitan que un especialista les paute una dieta, pueden elegir la fruta que más les guste y comerla cuando más les apetezca. No, el rigor de Julio Basulto es rigor científico, la determinación de buscar pruebas y estudios en que basar sus consejos. El rigor científico conduce a dar muy pocos consejos, y es lo más alejado, por tanto, de las dietas rigurosas.

Por suerte, como nos demuestra Julio, el rigor científico tampoco está reñido con la lectura amena. Encontrará en este libro muchos datos interesantes, algunos consejos razonables, y muchos argumentos para no obligar nunca, nunca, nunca a su hijo a comer.

CARLOS GONZÁLEZ

Presentación

> ¿Cómo es que, siendo tan inteligentes los niños,
> son tan estúpidos la mayor parte de los hom-
> bres? Debe de ser fruto de la educación.
>
> ALEXANDRE DUMAS (hijo)

Érase que se era una niña llamada Carolina que, con sus cuatro añitos, sabía jugar perfectamente a un juego online desde el ordenador de casa. Era, en aquel momento, su favorito: vestir, acicalar y maquillar a niñas con rasgos orientales. Pese a que las instrucciones estaban en chino (u otra lengua asiática), ella se desenvolvía con magistral soltura, a base del inmarcesible método «ensayo-error» (luego volveré sobre este interesante método). Era una de tantas lecciones que nos dan los niños a los que nos autodenominamos adultos, y que no somos más que meros aprendices. Creemos que sin nuestra ayuda no conseguirán crecer y aprender, pese a que nos demuestran lo contrario una y otra vez. El caso es que era un gusto ver con qué naturalidad jugaba y se divertía en una pantalla salpicada de caracteres indescifrables.

Pero cierto día Carolina descubrió el alfabeto, y la cosa cambió. Aprendió las vocales y la mayoría de las consonantes; supo leer, feliz, su propio nombre y el de sus dos hermanos; y estaba aprendiendo a escribir palabras cortas, como «papá» y «mamá». Todo era maravilloso hasta que volvió al ordenador a pasárselo bien con su juego preferido, vistiendo a preciosas niñas chinas a la moda (a su propia moda, quiero decir), y algo nuevo ocurrió. Le invadió una imprevista frustración: no entendía ni una palabra de las instrucciones del juego. Ésas en las que nunca antes había reparado, por mero (incluso diría «saludable») desconocimiento, la bloqueaban ahora como una muralla insalvable.

—¿Qué pone aquí?

—Pues no lo sé, cariño —El chino (si es que eso era chino) nunca ha sido el fuerte de sus papás.

—Son las instrucciones, ¿verdad? —preguntó.

—Sí, amor, son las instrucciones, pero tú ya sabes jugar —respondieron sin dudar mamá y papá.

—No, no sé jugar.

—Sí, bombón, claro que sabes jugar. ¡Has jugado un montón de veces!

—Pues no sé, no me acuerdo.

La misma Carolina que había aprendido ella solita a jugar sin necesidad de instrucciones —de las que no conocía ni su existencia— al saber de ellas se sintió acorralada ante la posibilidad de hacer algo mal, de no utilizar todos los posibles recursos del juego, de no saber cuáles eran los botones adecuados, etc.

¿Por qué este rollo sobre un pequeño drama familiar de una niña desconocida, pero real y brillante como el sol que nos ilumina? Porque a nosotros nos pasa algo parecido con las «instrucciones concretas» para criar a nuestros hijos. Si nos dan pautas que detallan punto por punto qué hacer ante cada situación podemos bloquearnos, como Carolina, cuando sin conocerlas nos iba estupendamente bien. Por eso no las encontrarás en este libro. Hay algunas orientaciones, opiniones, reflexiones, pero sobre todo hay consejos para contrarrestar los efectos negativos de saber que existen instrucciones, o de tropezar y caer en las instrucciones equivocadas (que las hay, lamentablemente). ¡Cómo nos gustan las soluciones rápidas, milagrosas y sin esfuerzo! Belleza para siempre con cirugía estética. Cuerpo de atleta mediante proteínas del lactosuero. Inteligencia sobresaliente con ácidos grasos omega-3. Adelgazar sin hacer ningún cambio en los hábitos de ejercicio. Métodos y rutinas infalibles para *inculcar* en los niños el hábito de comer bien y de todo.

Si en una encrucijada escogemos un camino según nuestro propio criterio, lo haremos sabiendo que es posible que nos hayamos equivocado, y que quizá nos toque recular y desandar lo andado. Estamos de nuevo ante el método de ensayo y error. ¿En qué consiste este método? No es otro que probar una alternativa y verificar a posteriori si funciona. Si es así, el «ensayo» ha tenido éxito y hemos encontrado la solución al problema al que nos enfrentábamos (sea una encrucijada de caminos, sea la marca de jabón que más nos gusta o sea, por qué no, cómo enfocar la alimentación o la educación de nuestros hijos). En caso contrario, si vemos que la alternativa escogida no nos convence (el «ensayo» nos ha llevado a un «error»), intentaremos buscar otra opción. Sin embargo, cuando alguien supuestamente experto nos indica un camino e insiste en que no nos desviemos de él pase lo que pase, sucede que, precisamente por considerarlo experto, es probable que persistamos en el error más allá de lo que nuestro sentido común nos dice que es prudente caminar. Lo que debe hacer un verdadero experto ante una encrucijada no es decidir por ti (ej: «Fije un lugar, siempre el mismo, para que su hijo coma»), sino exponerte argumentos o ideas que mejoren tus conocimientos sobre el tema en cuestión, con el objetivo de que sigas tu propio camino mediante una decisión libre y bien informada. Debes poder reconocer por ti mismo/a qué argumentos tienen sentido y cuáles no son más que meras elucubraciones, hipótesis o experimentos.

Cuando alguien dice que los padres, para *inculcar* unos buenos hábitos a nuestros hijos, tenemos que dominar siempre la situación y no cambiar nunca de parecer ni de estrategia (aunque el niño se ponga muy insistente), le paso el sano filtro del escepticismo. Quizá sea porque cuando leo la palabra «inculcar» me acuerdo inevitablemente de la educación nacionalcatólica. Una de las muchas cosas que me han enseñado mis hijas es que si cedo sin reproches ante una petición insistente de ellas, no les enseño que soy un blando y un inseguro y que ello tergiversará su proceso de aprendizaje. Tampoco provoco que me tomen el pelo a la primera de cambio. Lo que sucede es justo lo contrario: aprenden e integran en sus propios hábitos que es bueno y normal ceder, y también comprenden que son merecedoras de ser escuchadas y valoradas. A mi mujer y a mí no deja de sorprendernos cómo María, Ana y Clara repiten esta actitud nuestra, cediendo ante cosas que no les parecen del todo bien, pero que nosotros creemos necesario que hagan. En ocasiones es algo tan simple como ponerse la chaqueta para salir a la calle cuando hace mucho frío (¿conoces a algún niño encantado de ponerse la chaqueta *motu proprio*?). Puede que sea porque son buenas por naturaleza (todos los niños lo son), pero es probable que tenga que ver con que nosotros cedemos en muchas ocasiones cuando ellas «se ponen muy insistentes».

Si quieres textos escritos por un experto que te enseña el camino sin obligarte a recorrerlo, no dudes en leer todos y cada uno de los firmados por la maravillosa psicóloga infantil Rosa Jové, o los magníficos pediatras Luis Ruiz y Carlos González. Llegados a este punto conviene que yo mismo responda a la siguiente cuestión: ¿tiene sentido escribir un libro sobre los conflictos relacionados con la alimentación infantil existiendo uno llamado *Mi niño no me come*? No es una pregunta absurda, porque este libro, escrito por Carlos González, es lo suficientemente bueno para no precisar comodines. Hallé una respuesta paseando el año pasado por un gran centro comercial de esos que recogen una numerosa cantidad de tiendas, muchas dedicadas al mismo negocio (camiserías, zapaterías, etc.). Me di cuenta de que la suma de los comercios ejerce, sobre el volumen de la gente que acude a visitarlos, una sinergia. La Real Academia de la Lengua define «sinergia» como la acción de dos o más causas cuyo efecto es superior a la suma de los efectos. Y eso espero que suceda en este caso, una sinergia en toda regla. Porque mi objetivo es el mismo que el de Carlos: que críes a tus hijos con respeto a sus necesidades no solo físicas (como sin duda son los requerimientos nutricionales) sino sobre todo afectivas. Cada vez me parece más dramático comprobar la cifra tan alta de niños que dejan de sonreír cuando llega la hora de comer, sea en el comedor de la escuela o (sobre todo) en su propia casa.

Encontré otra respuesta a mi pregunta en esta clarificadora

frase de Charles Chaplin: «El verdadero significado de las cosas se encuentra al tratar de decir las mismas cosas con otras palabras». Además, en los trece años que han transcurrido desde que el libro de Carlos vio la luz, las publicaciones científicas que dan solidez a sus razonamientos no han cesado de aumentar, y me ha parecido una buena idea incluirlas en este *Se me hace bola* que pretende ser un sobrino de *Mi niño no me come*.

Pese al alfabeto, Carolina, que es mi sobrina, pero de verdad, consiguió seguir disfrutando de su juego favorito, sin tomarse a mal que las instrucciones fueran un enigma, un jeroglífico insondable. El enigma de la nutrición humana (enzimas, proteínas, hormonas, jugos digestivos, transportadores, reservas, genes, etc.) no nos impide alimentarnos con sentido común. No intentes descifrarlo: el puzzle es más fácil de resolver de lo que pretenden hacernos creer los anuncios o determinados «expertos». Basta con saber reconocer qué piezas no forman parte de él (por ejemplo: «*inculcar* hábitos» o «mano dura»), qué piezas se parecen a las verdaderas pero no lo son (ej: bollería con vitaminas) y saber colocar bien unas piezas llamadas «dar ejemplo cada día». El puzzle (como la alimentación) es y debe ser un juego de niños: divertido.

Nota del autor

Las opiniones expresadas en este libro son responsabilidad exclusiva de Julio Basulto y no reflejan, necesariamente, las de las asociaciones o sociedades científicas a las que pertenece.

1

Alimentación infantil y salud
¿tienen algo que ver?

> Merece salir engañado el que al hacer un benefi-
> cio cuenta con la recompensa.
>
> SÉNECA

«Se me hace bola» es una expresión a la que recurriré muchas veces a lo largo de este libro. La han puesto de moda niños de varias generaciones intentando masticar y tragar algo bajo la presión de sus padres o cuidadores. Dicha presión adopta diferentes formas y, sobre todo, distintos grados: oscila de un estímulo o apremio (acompañado o no de recompensa), pasa por la insistencia o la exigencia, y llega a adoptar características irracionales: la comparación, la coacción, la amenaza, el desprecio, el castigo, la humillación e incluso la violencia. Esta presión se ejerce por la consideración de la alimentación como algo fundamental para el crecimiento, el desarrollo y, desde luego, la salud del niño. Se ejerce, lo sé, con toda la buena intención del mundo, pero me gustaría contribuir a que pasase de moda y a su extinción. Para ello creo necesario empezar desde el principio: la relación entre alimentación infantil y salud.

La mala alimentación y la enfermedad tienen mucho que ver. La buena alimentación y la salud, no tanto. Me explico: mientras que una mala alimentación predispone a tus hijos a sufrir numerosas enfermedades en el futuro, la buena alimentación sencillamente disminuye el riesgo de sufrir esas mismas enfermedades. Dolencias que probablemente tus hijos padecerán si los alimentas con notables cantidades de comida que no es exactamente comida, como luego veremos. En definitiva, no es que una buena dieta les dé salud. Es que una mala dieta les «quita» salud.

Es un argumento que parece caer por su propio peso, pero las encuestas revelan que nuestra percepción es justo la contraria. Pensamos que una buena dieta nos dará salud, pero creemos que una mala alimentación no nos la quitará. Según una gran encuesta llevada a cabo por la Comisión Europea en 2010, nueve de cada diez europeos, aproximadamente, creen que una mala alimentación no perjudicará su salud. De igual forma ocurre con el tabaco: el 63 por ciento de los 175.000 españoles participantes, también en 2010, en una encuesta avalada por la Federación Mundial del Corazón consideró que el tabaco no supone un riesgo cardiovascular.

¿Es saludable respirar aire puro? La cosa no funciona así: es más lógico pensar en lo arriesgado que es fumar o vivir en una zona con mucho tráfico de vehículos a motor. ¿Es bueno hacer deporte? Parece indiscutible. Pero los nuevos estudios nos indican que no es suficiente con practicar deporte algún día a la semana si el resto de la semana somos sedentarios. ¿Hidratarse una y otra vez con agua evita todos los males? Nones. Sin embargo, «hidratarse» a menudo con refrescos azucarados «causa» la temida obesidad, de la que se derivan numerosas enfermedades nada glamourosas. Eso por no hablar de las muchas enfermedades que puedes padecer si te «hidratas» con bebidas alcohólicas ¿Funciona la lactancia materna como una pócima curativa que convierte a los niños en superdotados e inmunes a todo mal conocido? No. Pero sí sabemos que la lactancia artificial aumenta las posibilidades de que el niño sufra determinados trastornos o ciertas enfermedades a corto, medio o largo plazo. ¿Comprobarás con tus propios sentidos el fruto de «esforzarte» en alimentar saludablemente a tus hijos? Pues probablemente no verás nada, porque la buena salud es algo que no se aprecia a simple vista, mientras que la mala salud, desgraciadamente, se hace notar de lo lindo. Por eso he encabezado este capítulo con la estupenda frase de Séneca sobre la espera de una recompensa como premio de un beneficio.

LA ALIMENTACIÓN ES TRASCENDENTAL PARA LA SALUD DE TUS HIJOS

Creo que no hay nada mejor para entender la relación entre dieta y salud que el documento titulado «Promoción de alimentos y bebidas no alcohólicas dirigida a los niños», que forma parte de «Estrategia mundial sobre régimen alimentario, actividad física y salud» de la Organización Mundial de la Salud (OMS):

> Una dieta malsana es un **factor de riesgo clave** de las enfermedades no transmisibles (ENT) que puede modificarse. Si no se combate, la mala alimentación —junto con otros factores de riesgo— aumenta la prevalencia de ENT en las poblaciones por mecanismos tales como un aumento de la presión arterial, una mayor glucemia, alteraciones del perfil de lípidos sanguíneos, y sobrepeso u obesidad. Aunque las muertes por ENT se dan principalmente en la edad adulta, los riesgos asociados a las dietas malsanas **comienzan en la niñez** y se acumulan a lo largo de la vida.

Los riesgos de las «dietas malsanas», ya lo ves, comienzan en la niñez, así que debemos «combatirlos», tal y como expone la OMS, para prevenir las enfermedades no transmisibles. ¿Cuáles son esas enfermedades? Las principales te sonarán sobremanera:

- Enfermedades cardiovasculares (matan a 17 millones de personas/año).
- Cáncer (mata a 7,6 millones de personas/año).
- Enfermedades respiratorias (mata a 4,2 millones de personas/año).
- Diabetes (mata a 1,3 millones de personas/año).

Hay más, claro, como las enfermedades osteomusculares, los trastornos neuropsiquiátricos o de los órganos sensoriales, las afecciones bucodentales o digestivas, o los trastornos genitourinarios. ¿A que las has oído más de una vez, y más de dos y más de tres? Como sabes, en el riesgo de sufrir una enfermedad cardiovascular (la enfermedad más asesina de las anteriores) influye notablemente el colesterol elevado. Lo que no sé si sabes es que una alarmante cantidad de niños españoles presenta niveles de colesterol por encima de lo recomendable. No hablaré de la desnutrición grave, ya que en España, aunque existen notables desigualdades dietético-nutricionales y bolsas de población con muy bajos ingresos, esta situación no existe.

Pero sigamos con la OMS, porque el golpe de gracia, y que da sentido a este capítulo, aparece en su libro *Food and health in Europe: a new basis for action*. Se indica que de entre los muchos factores que influyen en la pérdida de salud (la OMS señala literalmente «años de vida sana perdidos») la alimentación es uno de los más importantes.

> En conjunto, las evidencias sugieren que mejorar la nutrición podría ser el factor aislado más importante para reducir las enfermedades en la Región Europea de la OMS.

Se llega a concretar que el 41 % de las enfermedades graves tienen un componente nutricional «muy acusado» y que en el 38 % de las enfermedades ese componente nutricional es «acusado». Así las cosas, sólo dos de cada diez dolencias causantes de «años de vida sana perdidos» no tienen un factor nutricional que las condicione. O, visto de otro modo, ocho de cada diez enfermedades guardan relación con lo que comemos, tal y como puedes comprobar en el gráfico de la página siguiente.

Las enfermedades muy relacionadas con la alimentación son, por orden de importancia, las cardiovasculares, el cáncer y la diabetes tipo 2. ¿Pensabas que el cáncer era culpa de la gené-

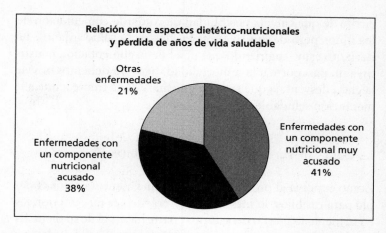

Relación entre aspectos dietético-nutricionales y pérdida de años de vida saludable

Otras
enfermedades
21%

Enfermedades con
un componente
nutricional muy
acusado
41%

Enfermedades con
un componente
nutricional
acusado
38%

tica? La genética está ahí, qué duda cabe, pero la gran mayoría de los casos de cáncer no tienen que ver con este factor. Una tercera parte de los casos se debe al tabaco, mientras que otro tercio es responsabilidad de la confluencia de tres factores: 1) el exceso de peso corporal, 2) una dieta desequilibrada, y 3) la inactividad física. Así pues, nada menos que siete de cada diez casos de cáncer podemos prevenirlos si no fumamos (activa o pasivamente), evitamos el sedentarismo, mantenemos un peso saludable y seguimos una dieta sana. Mejor dicho, si evitamos una dieta «malsana». Son datos publicados por la Sociedad Americana del Cáncer en enero de 2012 en su revista oficial (*CA: a cancer journal for clinicians*).

Sé que las principales causas de mortalidad en la infancia son los accidentes, la mayoría de ellos prevenibles.[1] Soy cons-

---

1. Casi el 80 % de los accidentes infantiles puede evitarse. Utiliza siempre el cinturón de seguridad para tu hijo en caso de ir en coche y presta atención a enchufes, esquinas puntiagudas, cristales, escaleras, detergentes, medicamentos, carreteras, ventanas abiertas, bolsas de plástico, piscinas, etc.; más atención que a la alimentación infantil: los accidentes suponen la primera causa de muerte en menores de catorce años. Ningún factor nutricional les hace sombra.

ciente de que cabe la posibilidad de cuidar la alimentación de los niños pero descuidar otras facetas de la salud infantil. Es decir, no estoy sugiriendo que una buena alimentación constituya un pasaporte a la inmortalidad, pero no debemos obviar la clara desventaja que supone una mala dieta frente a una alimentación saludable.

LA «LISTA DE BASULTO» Y LA DIETA VARIADA

Como exponía al principio, si buscas una alimentación saludable para tus hijos, lo más sencillo y práctico es que interiorices en tu mente lo que no debe formar parte habitual de su dieta. Es mucho más útil, en mi opinión, que intentar recordar platos y recetas equilibrados, o alimentos, nutrientes o complementos dietéticos «naturales» y «protectores». En los siguientes capítulos intentaré detallar esto último por edades, pero antes te imploro que leas con atención la siguiente lista. La elaboré garabateando en un papel (que acabó quedándose pequeño...) determinados «alimentos» (ejem, ejem) con los que iba tropezándome en uno de los supermercados que hay justo al lado de mi casa. Los seleccioné precisamente pensando en qué productos no deberían tomar nuestros hijos de forma habitual. Antes de empezar, avisé de mis turbias intenciones a la responsable del local, a quien conozco a fuerza de años de ir a hacer la compra, y que de vez en cuando me pregunta por alguna duda dietético-nutricional. Le avisé, eso sí, para que nadie me tomara por un infiltrado de la competencia o algo parecido. Se corrió la voz, y varias cajeras y el guardia de seguridad esperaron ansiosos para ver qué aparecía en la que denominaron «lista de Basulto». Ahí va, con algún comentario (casi siempre irónico) de regalo:

- Anillas fritas de maíz (¿no dicen que hay que basar la dieta en cereales, y el maíz lo es? Pues a por las anillas se ha dicho).

- Aperitivos fritos con sabor a queso (¿qué se toma uno si no de aperitivo?).
- Barquillos.
- Barritas de chocolate, tipo Kinder Bueno (en una charla, un niño me dijo: «No puede ser malo, se llama Kinder Bueno». «Ay, madre», pensé yo).
- Batido de cacao (con o sin lactosa, por supuesto).
- Batido de cacao «crecimiento» (a lo ancho, eso sí).
- Batido de fresa «ecológico» (que no se traduzca en tu mente como «sin calorías», por favor).
- Berlinas (Donuts) de azúcar o de chocolate, tanto blanco como negro.
- Biscuits (es decir, galletas, pero así suena más chic).
- Bizcocho (casero, cómo no).
- Bizcocho relleno de crema con cobertura de color rosa; vaya, tipo Pantera rosa (¿esto —y vale para los Pitufos, las nubes Haribo y un largo etcétera— no es «explotar la confianza de los menores en personajes de series de ficción» y, por lo tanto, vulnerar el «Código PAOS»[2]?).
- Bizcochitos (con el diminutivo gana en salud, faltaría, así que tomemos el doble).
- Bloque helado de turrón, de vainilla, de nata, de chocolate (y de todo lo que quepa en tu imaginación, siempre que sea altamente calórico).
- Bollo.
- Brioix.
- Cacahuetes tostados y grajeados con chocolate (para que nos entendamos: Conguitos).
- Cakes (si Cervantes levantara la cabeza...).
- Cañas rellenas de lo que sea (crema, chocolate, chorizo o de lo que se te ocurra).
- Caramelos de miel (con todas las propiedades de la miel, que son... sus muchas calorías).

2. Véase página 141.

- Carquiñol (receta artesana, desde luego).
- Cereales de desayuno... azucaradísimos (desayunar otra cosa ¿es de retrógrados?).
- Chocolate en veinte formatos diferentes (¿no decían que adelgazaba?).
- Conos fritos.
- Conos helados (un día harán conos helados y fritos a la vez, será la bomba).
- Copa de chocolate y nata.
- Cortezas de cerdo.
- Cortezas de trigo (¿habrá cortezas de cerdo alimentado con trigo?).
- Crema catalana (postre tradicional, es decir, imposible que sea alto en calorías).
- Crema de cacao con avellanas (productos tipo Nocilla, vamos. Que, por cierto, mientras escribo está en promoción en botes de 1 kg con Tom y Jerry dibujados en sus vasos).
- Cruasán normal o micro (de chocolate, de avellana —sic— o de crema).
- Delicias de fruta (con un 0 % de fruta en su composición y un casi 100 % de azúcar y gelatina).
- Dulce de leche (leche «ser» sana, por consiguiente, todos sus derivados también serlo).
- Ensaimada.
- Flan de huevo.
- Flan de vainilla.
- Galletas (son sanas, seguro. La prueba es que las dan en el cole).
- Galletitas saladas (sin el diminutivo no es lo mismo).
- Ganchitos («ganchos» sonaba fatal, claro).
- Gelatina azucarada.
- Gofres.
- Gominolas.
- Grageas de chocolate, tipo Lacasitos (¡sin colorantes artificiales!).

- Hojaldres.
- Horchata (si la toman en Valencia, será por algo).
- Lazos.
- Leche condensada.
- Magdalena (con ingredientes naturales, cómo no).
- Melindros.
- Mermelada.
- Mini biscuit de nata-chocolate.
- Morro frito.
- Mousse (de chocolate o de caramelo).
- Muffins.
- Naranja helada (¿acaso no es un cítrico? Entonces ¿qué tiene de malo?).
- Nata montada.
- Natilla (normal o de chocolate fundido).
- Nubes Haribo (de los Pitufos —sic—).
- Ositos de goma.
- Palmeritas.
- Palomitas azucaradas de colores.
- Pastas de té.
- Patatas chips, paja, onduladas, gourmet y un larguísimo e inquietante etcétera.
- Pececitos salados.
- Pestiños.
- Piruletas.
- Polvorones (¡en verano! A eso lo llamo yo «estacionalidad»).
- Postre cremoso sabor turrón.
- Refresco (ejem) azucarado o edulcorado de: cola, limón, tropical, fresa, naranja, mandarina, etcétera, etcétera y requeteetcétera.
- Regaliz azucarada.
- Roscos.
- Ruedas de patata (la patata es una hortaliza, ¿no?, pues a por ellas).
- Sobaos.

- Surtido integral (¡sin un triste cereal integral en su composición!).
- Tarrina helada con nueces de macadamia (seguro que es nutritiva, ¿acaso no lleva nueces de nosequé?).
- Tarta.
- Té helado (y ultraazucarado).
- Tocino de cielo (atocinante).
- Tortas de aceite.
- Yogur griego (cuidado, el «desnatado» tiene más grasa que un yogur normal, y no es broma).
- Zumo con 10 vitaminas (a ver quién cae).
- Zumo con fibra dietética y antioxidante (y si cuela, cuela).
- Zumo de todo lo imaginable (excepto, quizá, de cantos rodados).

Para que luego digan que es difícil seguir una «dieta variada». Basta con que alternes estas 85 «sustancias comestibles» a lo largo del día en la dieta de tus hijos, y asunto resuelto. Para acabar de rematarlo, dales un suplemento polivitamínico-mineral y, hala, que crezcan felices y sanos. Es broma, claro. No me equivocaré mucho si me aventuro a comparar lo que está ocurriendo en nuestros supermercados, cada vez más invadidos por sustancias insanas y más faltos de «comida», con lo que ocurría en el Reino de Fantasía a causa de la Nada, en el maravilloso libro *La historia interminable*. Para Michael Ende esa «Nada» era una ausencia, un «no ser», que extendía sus garras por doquier adueñándose cada vez de más espacios, llenándolos de una oscura noche, del vacío. ¿Te suena la frase «calorías vacías»? Hace referencia justamente a lo que tienen en común los 85 «alimentos» detallados: aportan muchas calorías, pero son claramente deficitarios en las decenas de nutrientes conocidos o los miles de componentes nutritivos por conocer (ej: fitoquímicos). El parecido con la Nada de Ende es asombroso:

—¿Qué aspecto tiene [...] esa Nada? —preguntó el silfo nocturno.

—Eso es precisamente lo que es tan difícil de describir —aseguró el fuego fatuo con tristeza—. En realidad, no se parece a nada. Es como... como... Bueno, ¡no hay palabras para describirlo! [...]

—¡Un momento! —rechinó el comerrocas interviniendo—. ¿Eso ha ocurrido en un solo lugar?

—Al principio sí —explicó el fuego fatuo—; es decir, el lugar se hizo cada vez mayor. Cada vez faltaba algo más en la región. [...] A veces era al principio muy pequeño, una cosa de nada, del tamaño de un huevo de gallineta. Pero esos lugares se ensanchaban. [...] Tiene una fuerza de atracción irresistible, que se hace tanto más intensa cuanto mayor es el lugar.

Entrar hoy en un supermercado y no meter en el carro de la compra alguno de estos productos requiere de buenas dotes contorsionistas porque, como bien describe Ende, su fuerza de atracción es irresistible. Están ubicados, además, en estanterías que coinciden con la altura del niño, para que alcance a cogerlos y nos sea más difícil negarnos a comprárselos (a esta estrategia se la conoce como «nang factor» —factor de fastidio—). La fruta, las hortalizas, los cereales integrales (pan, pasta, arroz, etc.), las legumbres o incluso los frutos secos nunca están tan a la vista como la comida basura. Si vas con tus hijos, es más difícil todavía evitar la tentación: los niños tienen un detector de comida desequilibrada. A lo que ayuda la industria alimentaria instándolos a que nos digan «mami, quiero eso» mediante la publicidad televisiva, radiofónica, impresa (prensa y revistas), en la vía pública (vallas, marquesinas), patrocinando eventos infantiles, a través de internet o, sobre todo, cuando planta los personajes de dibujos animados favoritos de nuestros hijos en las etiquetas y envoltorios de dicha «comida». Vivimos absolutamente rodeados de alimentos superfluos hipercalóricos (¿«alimentos»?), y de su sempiterna publicidad. Con razón encabezamos las listas de obesidad infantil a nivel mundial. No permitas que esa Nada se apropie de la salud de tus hijos (ni de la tuya). La Academia Americana de Pediatría y la Asociación Americana del Corazón (revista *Circulation*, septiembre de 2005) coinciden en lo siguiente:

> Los profesionales sanitarios deben advertir a los padres/cuidadores del alto contenido calórico y de la baja calidad nutricional de determinados alimentos.

En eso estamos. Justamente a causa de ese largo listado de comida basura que nos tienta a cada paso, y que trastoca nuestra idea de lo que es y lo que no es un «alimento», es por lo que no soy partidario de incluir el concepto «dieta variada» (o «comer de todo») cuando definimos qué es una dieta saludable. En mi experiencia, y tal y como suscriben varios investigadores, a más variedad dietética, más ganancia de peso con los años. Resulta comprensible, tanto por lo difícil que es dejar de comer cuando ampliamos la oferta de texturas, sabores y olores, como por lo muy probable que es acabar masticando algo que no es un alimento si variamos mucho lo que comemos. Una revisión de todos los estudios disponibles sobre el tema de la «variedad dietética», publicada en mayo de 2001 en la revista *Psychological Bulletin*, concluyó que a más variedad, más riesgo de obesidad. Sucedió lo mismo en una investigación publicada en la revista oficial de la Asociación Internacional para el Estudio de la Obesidad en octubre de 2003. Más recientemente, en 2009, el renombrado libro *Krause Dietoterapia* recogía este interesante argumento:

> La investigación apoya el hecho de que los alimentos y sus elementos de sabor despiertan respuestas placenteras, y que la infinita variedad de alimentos disponibles en todo momento a un precio razonable pueden contribuir a una mayor ingesta de calorías porque las personas comen más cuando se les ofrecen muchas opciones.

Una vez leí (no recuerdo dónde, lo confieso) una reflexión la mar de ilustrativa: para culturizarte viendo la televisión, si eso es posible, ¿tienes que ver una amplia variedad de toda la oferta de canales disponibles? No, claro que no: lo que hay que hacer es seleccionar de forma inteligente dichos canales. Porque gran parte de la programación televisiva es infumable e incluso, diría, deseducadora. Pues ocurre lo mismo con la alimentación: no es cuestión de comer «de todo», sino de realizar una buena selección dentro de los alimentos saludables disponibles. Si es que los encuentras...

La marca comercial Kinder Chocolate pidió recientemente la aprobación de su declaración de salud «ayuda al crecimiento» a las autoridades sanitarias. ¡Cuántas veces habremos leído o escuchado alusiones al crecimiento de nuestros hijos por parte de anunciantes de alimentos altamente calóricos! La respuesta de la Autoridad Europea de Seguridad Alimentaria fue, gracias al cielo, que «no hay tu tía» (www.goo.gl/6Nt4R).[3] ¿Resultado? Kinder ha tenido que retirar la declaración. Yo la mantendría, pero así: «Ayuda al crecimiento de tus caries y de tus células grasas».

¿CON QUÉ RIEGAS LAS PLANTAS?

Que no te quepa duda: hoy la inmensa mayoría de los niños de todas las edades no se alimenta de forma saludable. ¿Crees que exagero? No lo hago: siete de cada diez niños de ocho meses toman demasiada sal, según un estudio la mar de serio publicado en el número de enero de 2012 de la revista *European Journal of Clinical Nutrition*. Puedes extrapolar este dato con total tranquilidad, y sin miedo a equivocarte, al resto de las edades y de

---

3. En todos los casos como éste debe accederse a las páginas web directamente desde la banda de direcciones, y no desde la banda del buscador. (*N. de la E.*)

los nutrientes que tomamos en exceso (energía, proteína animal, grasas saturadas y trans, azúcares) o en defecto (fibra dietética).

Aproximadamente el 40 % de las calorías consumidas por los niños de 2 a 18 años provienen de azúcares añadidos y grasas sólidas, según un estudio publicado en la revista *Journal of the American Dietetic Association* (octubre de 2010). Más de lo que sucede en adultos (35 %). Seguro que sabes dónde encontrar los azúcares añadidos, aunque, por si acaso, te daré una pista: están en 76 de los 85 productos de la «lista de Basulto». En cuanto a las grasas sólidas, pues son las que forman parte de la leche entera (sí, has leído bien), los quesos, las cremas, los helados, la carne roja (ternera, cordero, cerdo, etc.), el beicon, las salchichas, la bollería, repostería y pastelería.

Me dirás que el estudio anterior fue realizado con población estadounidense, y tienes toda la razón. Te explicaría que la alimentación de nuestros hijos se está americanizando a marchas forzadas (y nuestras estrategias gubernamentales para detener este hecho son más bien tímidas). Pero sigue leyendo y verás por qué no voy tan desencaminado citando dicho estudio. Una investigación estrictamente española, el estudio enKid, que evaluó la alimentación de una muestra representativa de la población infantil y juvenil española, mostró lo siguiente:

> El 96,4 % de la población infantil y juvenil española consume usualmente productos de bollería y galletas [...]. El 88,2 % del colectivo consume habitualmente aperitivos y snacks salados [...]. El 99,4 % del colectivo estudiado incluye habitualmente en su dieta dulces y golosinas [...]. El 92,6 % del colectivo consume habitualmente refrescos [...]. El 73 % de la población mayor de 14 años consume usualmente bebidas alcohólicas [...].

¿Suspiras? Espero que sí. En un foro de internet leí la semana pasada esta frase genial, firmada por una tal Bego: «De igual manera que no todo lo que sale por la boca es "lenguaje", no todo lo que entra en ella es "comida"». Tienes toda la razón, Bego.

Una pregunta: ¿seguimos nosotros, los adultos, una dieta saludable? ¿Todo lo que entra en tu boca es «comida»? Sabes que no. Los datos disponibles señalan que el 61 % de las calorías que tomamos provienen de alimentos «altamente procesados». Hay quien se refiere a estos productos como «alimentos transformados», acepción que me encanta. Según la Asociación de Fabricantes de Aperitivos, los españoles ingerimos doscientos ochenta millones de kilos de aperitivos cada año. Cada uno de nosotros podríamos estar dieciséis días sin comer sólo con las calorías que nos aportan tales aperitivos. Repasa la lista anterior y confiésate a ti mismo/a cuántas horas han pasado desde que ingeriste alguno de dichos productos. ¿Cuánto hace que no tomas arroz integral, a todo esto? Te lo pregunto porque tú, como veremos más adelante, tienes que ser un modelo y un ejemplo para tus hijos si quieres que ellos sigan unos hábitos saludables. No solo debes ofrecerles una dieta sana, sino (sobre todo) seguirla.

Si le añades a la «lista de Basulto» los derivados cárnicos de todo tipo (salchichas, chorizo, hamburguesa, mortadela, etc.) y unas cuantas bebidas alcohólicas (vino, cerveza, ginebra, etc.), entenderás de dónde sale el 61 % antes citado. Ahora imagínate que el 61 % del líquido que utilizas para regar tus plantas no fuese agua clara, sino otro líquido o semilíquido, como quitaesmalte, gasolina o pintura. ¿Qué tal crecerían esas plantas?

NO LES INSISTAS PARA QUE COMAN SALUDABLEMENTE

La mala alimentación, digo, tiene muchísimo que ver con la pérdida de una buena salud, esa que casi todos los niños traen «de serie». Y alimentarnos nosotros, o alimentar a nuestros hijos, con «preparados alimenticios», que no «alimentos», no es trigo limpio. ¿Estoy diciendo que debes insistir para que tu hijo coma saludablemente? ¿Se lo recuerdas de vez en cuando? ¿Le explicas que es muy sano consumir a menudo frutas, hortalizas, legumbres, frutos secos e integrales? Cuando te dicen «mamá, mira qué bien me columpio», ¿les contestas «muy bien, hijo, eso es porque comes mucha fruta»? (se oye cada cosa en los parques...). No deberías hacerlo, y por tres razones (como mínimo, aunque a lo largo del libro descubrirás unas cuantas más).

En primer lugar, porque a determinadas edades los niños no están preparados para entender y asimilar según qué cosas, ciertos conceptos de las explicaciones de los adultos, su significación y su alcance. Algo que para ti parece simple para ellos es muy complejo e incluso mágico. Un día, no recuerdo bien cuándo (quizá hace cinco o seis años; el tiempo pasa volando...), mi hija mayor me preguntó: «¿Qué pasa con los alimentos cuando nos los comemos?». Le dibujé sucintamente el mecanismo de la digestión, y ella, tras mi explicación, me miró a los ojos y me dijo: «Es broma, ¿verdad, papi?». Buenísimo. Pues bien, igual que a determinadas edades los niños no están preparados para entender según qué (como que tenemos órganos dentro del cuerpo con diferentes funciones coordinadas pero independientes a la vez), tampoco son capaces de entender que comer es un requisito para mantener una buena salud. Y ya está bien que así sea. De hecho, yo mismo hasta bien mayor (28 años, concretamente) no entendí que la alimentación y la salud iban de la mano. Hoy lo tengo clarísimo. Hay quien dice que se me nota. Habladurías.

En segundo lugar, porque se trata de un experimento. No sabemos qué sucederá si nuestros hijos perciben que nos hacen felices cuando ponen cara de gusto mientras se comen una coliflor al vapor aderezada con perejil troceado. No sabemos, digo, si dicho experimento saldrá bien. Es decir, ¿de verdad amarán las verduras sobre todas las cosas, o quizá acaben odiándolas como al peor de los pecados? Varios comités de expertos en nutrición infantil son de la opinión de que premiar (aunque sea mediante un simple «muy bien») a los niños que comen saludablemente puede ser contraproducente.

Y en tercer lugar, porque disponemos de otras estrategias de las que sí tenemos bastante evidencia de éxito. Una de las más importantes se llama «predicar con el ejemplo». Que quede claro que predicar con el ejemplo no es lo mismo que predicar con la palabra. O sea, que no vale utilizar maniobras como:

¡Mmmmmm¡ ¡Qué buenas están estas zanahorias hervidas que me estoy comiendo ahora mismo, Manolito! ¿Te das cuenta de cómo le gustan a papá?

Eso no es dar ejemplo, eso es una maniobra manipuladora como una catedral, y los niños, que no son tontos, se dan cuenta de la artimaña. Cuando sencillamente te aplicas a ti el cuento y adoptas unos buenos hábitos de vida, sin pregonarlo eufóricamente, eso acaba traduciéndose en muchísimas más posibilidades de que quienes te rodean, hijos incluidos, también lo hagan. Dicho esto, puedes preguntarte, ¿se alimenta mi médico saludablemente, o más bien le da al *fast food* como un poseso? ¿Realiza ejercicio físico frecuentemente? ¿Fuma? ¿Bebe alcohol? Una interesante investigación publicada en el número de otoño de la revista *Preventive Cardiology* reveló que unos buenos hábitos de salud de los médicos se traducen en un mensaje mucho más creíble para sus pacientes. Lo mismo sucede con tus hijos y tu modelo de conducta.

Además de nuestro ejemplo, otra estrategia a nuestro alcance (tan poco común como la anterior, desgraciadamente) consiste en *no* ofrecer a nuestros hijos, y *no* tener en casa, alimentos superfluos. No exagero cuando digo que es poco común. ¿Cuántos papás y mamás acuden a buscar a sus hijos al cole cada tarde empuñando una bolsa de plástico transparente llena de cruasanes y galletas para merendar, y un zumo (o dos) para beber? Delante de mis narices, en estos trece años que llevo de papá, decenas (me atrevería a decir que «centenas») de padres y madres han alimentado a sus hijos, en buena medida, con alimentos superfluos. ¿No saben que el actual consumo de bollería, aperitivos, snacks, dulces, golosinas, refrescos y zumos por nuestros hijos les predispone a la obesidad, y que la obesidad es una enfermedad, tan enfermedad como la hipertensión o la otitis? Seguramente no, y por eso tiene algo de sentido escribir este libro (o eso espero).

EL RÍO DE LA SALUD INFANTIL

Hace unos días, mi amigo Paco López, decano de la Facultad de Educación Social y Trabajo Social Pere Tarrés, me sugirió una buena metáfora para entender que es más importante evitar que tus hijos se alimenten habitualmente de forma insana que instruirlos para que coman saludablemente. La metáfora es la siguiente: imaginémonos un río contaminado por culpa de una serie de fábricas que vierten sustancias nocivas en sus aguas. ¿Cómo solucionamos el problema? Una posibilidad, según Paco, es depurarlo. Es una solución, por supuesto, aunque es muy cara, y además no siempre funciona del todo bien. Otra es realizar una serie de canalizaciones desde otros ríos con aguas limpias para que confluyan en el cauce de nuestro río, con el objetivo de conseguir que la contaminación se diluya. Sigue siendo una opción cara, y no del todo fiable. Para Paco, la elección más sensata es detener el flujo de sustancias nocivas de las fábricas antes mencionadas. Tiene toda la razón, ¿verdad?

Pues ese río es la salud de tu hijo. Si está muy contaminada, puede que no quede más remedio que tratar médicamente una enfermedad que acabará por desarrollarse (en el caso del río sería «depurar sus aguas»). La opción de las canalizaciones sería, en el caso de la salud de tu hijo, la elección de obligarle a comer alimentos sanos, para «compensar». Pero, como verás a lo largo de este libro, obligar a los niños a comer (por las buenas, por las malas o por las regulares) casi siempre genera el efecto contrario: rechazos, aversiones, manías o fobias. ¿Qué nos queda? Pues no poner al alcance (ni a la vista) del niño alimentos que no son tales (y mucho menos ofrecérselos nosotros mismos pensando que «algo tendrá que comer»). Porque un día coma bollería, repostería, aperitivos salados o bebidas azucaradas no pasará nada, claro está. Pero si la ingesta de estos productos se produce a diario (y en general, es así), lo sensato no es esperar a que se desarrolle una enfermedad para tratarla, ni buscar alimentos sanos que solucionen el problema, sino intentar limitar dicha ingesta; que el niño deje de tomar de forma habitual productos perjudiciales que terminarán «contaminando» su bienestar. Y el río de su salud, que fluye con naturalidad, acabará por lucir cristalino.

Así que si esperabas encontrar en este capítulo un decálogo cuadriculado y matemático que te detallase qué tiene que desayunar, comer, merendar y cenar tu niño/a (con gramajes incluidos) para alcanzar la salvación nutricional, lo dicho hasta ahora son buenas noticias para ti: es mucho más sencillo. No importa tanto lo que les damos de comer a nuestros hijos, como lo que no les damos.

¿Dónde está escrito, además, que una comida debe estar formada necesariamente por un primer plato, un segundo plato y un postre? Hará cosa de un par de meses, una amiga de mi hija mayor (doce años), a quien agradezco que me permita relatar la siguiente anécdota, empezó la comida del colegio por la fruta, es decir, por el postre. Una monitora de comedor la regañó: «¿Cómo se te ocurre comerte el postre antes que la comida?». A lo que Carla, con una lucidez envidiable, respondió una verdad universal que a la monitora le sonó a herejía: «¿Qué más da, acaso no se mezcla todo en la barriga?». El día en que se demuestre que el orden de los alimentos es relevante para la alimentación humana, o que en nuestro estómago existen tres compartimientos diferenciados para cada «plato» que permiten que no se mezclen sus jugos y nutrientes, daré la razón a la monitora. Mientras tanto, le rogaría que sermonease menos y que reconociese que Carla es más lista que el hambre.

Te veo pensando algo así como «parece muy fácil, pero no lo es tanto». Y tienes razón. A Olga, mi mujer, y a mí nos ha ayudado, a lo largo de estos años, tener presente la conocida frase «no negar, no ofrecer» A ver si te sirve. Cuando ya ha caído en las manos de una de nuestras hijas un alimento superfluo, lo que hacemos Olga y yo es «no negar». Prohibir o restringir el consumo de determinados alimentos a los niños *aumenta*, según las autoridades en nutrición pediátrica, la apetencia de estos niños hacia tales alimentos. Así que, a la que tienen la menor oportunidad, se lanzan hacia ellos y los sobreconsumen, con lo que la situación es peor que si nunca les hubiéramos prohibido o restringido nada. Algo la mar de lógico, pues son niños, y que tiene su translación en un conocido dicho: «Prohibir es despertar el deseo».

Aunque eso no significa que debamos olvidarnos del asunto. Permitiremos que se coma el producto en cuestión (idealmente en casa, para que pueda lavarse los dientes al acabar). No ocurrirá nada malo, desde luego, si es algo esporádico, pero debemos hacer lo posible para que esto no suceda a menudo, y de modo que el niño no sea consciente de ello. De lo contrario, se daría cuenta de que le estamos restringiendo su consumo. Recuerda: son niños, no tontos.

Esto nos lleva al segundo «mandamiento»: no ofrecer. No ofrecer significa, por una parte, que no debemos invitar a nuestro hijo a comer alimentos completamente prescindibles y desaconsejables. Muchos padres, como he comentado anteriormente, lo hacen con erróneos planteamientos como «al menos así come algo» o «no le doy fruta porque es tan lento comiendo que termino antes dándole un flan». Me extenderé más sobre este tema en el capítulo «Se me hace bola». Otros padres lo hacen como premio, de forma habitual. La verdad es que esta estrategia no resulta recomendable en absoluto, porque el niño acaba asociando las emociones positivas de su vida con productos insanos y quizá en un futuro busque esas mismas sensaciones consumiendo dichos productos. No estoy diciendo que el día de su cumpleaños no le pongas una tarta. Ahí es donde precisamente debemos situar un pastel: ese día lo disfrutamos, lo compartimos. Y mejor si dicho pastel es casero, no porque sea más «sano», sino porque será más vuestro, más suyo, ofreciéndole así ese día tiempo e ilusión de los que le quieren, y mejor todavía si el niño participa en su elaboración.

No ofrecer también significa que debemos evitar que los alimentos desaconsejables estén frecuentemente en su «ángulo de visión». Lo mismo sucede con los medicamentos que, como sabes, no deben estar a su alcance ni a su vista. Los motivos para esta indicación por parte de los fabricantes son evitar posibles intoxicaciones. Pero deberíamos evitar su habitual exposición por otro motivo: los botes o las cajas que sean de medicamentos o de cosas parecidas (vitaminas, suplementos, etc.) no deberían formar parte del panorama diario. No se debe transmitir de ninguna manera que una vida saludable y normal convive de forma cotidiana con medicinas, suplementos o similares. Tampoco nada que recuerde a alcohol. Ni carteles de época, ni botellas decorativas, botelleros, etc. Porque con la vista estamos transmitiendo a nuestros hijos lo que forma parte de una vida normal y lo que no.

Así, en nuestro hogar (eso incluye la nevera y el congelador) debería haber, exclusivamente, una oferta de alimentos saludables. Si no tenemos alimentos desequilibrados, no daremos a entender a los niños que su presencia en nuestras vidas es lo normal. Y tampoco tendremos que prohibir su consumo. Pero este tipo de alimentos son omnipresentes y no basta con no tenerlos en casa. Es por ello que a continuación te detallo unas cuantas ideas para evitar la tesitura de no negar. Podemos adelantarnos a ese momento si logramos no ofrecer y/o que no se ofrezcan (o se ofrezcan en menor cantidad o en menor frecuencia) alimentos insanos:

- Sugerir a los papás que organizan los cumpleaños de los demás niños del colegio que pongan menos golosinas y más frutos secos, frutas y bocadillos (¿qué niño se resiste a una brocheta de frutas maduras o a una mezcla variada de frutos secos y fruta desecada?).
- Hay muchas cosas que hacen maravillosas las fiestas de cumpleaños infantiles, además de la comida: globos, antifaces, pinturas, etc.
- Intentar que coincidan varios cumpleaños el mismo día.
- Pedir a la portera, a los vecinos, a los amigos de confianza o a los abuelos que, por el bien de la salud del niño, no le regalen habitualmente caramelos, galletas o similares.
- Escoger caminos que eviten pasar por delante de las tiendas en las que sólo hay golosinas, bollería, etc.
- No entrar con los niños en sitios en los que les van a ofrecer chucherías.
- No pasar con el niño por los *lineales* del supermercado que contienen alimentos superfluos (no es tarea fácil, lo reconozco).
- Para que su apetito por los dulces sea menor, conviene llevar siempre a mano alimentos saludables, como fruta fresca, frutos secos o fruta desecada.
-
-
-
-

He dejado cuatro «huecos» para que los rellenes con tus propias ideas o tácticas.

No estoy tan loco (o sí, pero no estoy solo)

En enero de 2010, la revista *Public Health Reports* publicó una investigación sobre hábitos de alimentación que concluye que el problema de Occidente (puedes poner «problema» en mayúsculas) no es que tomemos, nosotros o nuestros hijos, pocos alimentos saludables. El problema es más bien que tomamos ingentes cantidades de alimentos innecesarios. Saldría más a cuenta, según los autores del estudio (Deborah A. Cohen, Roland Sturm, Molly Scott, Thomas A. Farle y Ricky Bluthenthal, eminencias de merecido y reconocido prestigio) que las autoridades sanitarias se tomasen el asunto más en serio y nos diesen más mensajes aconsejándonos limitar nuestra ingesta de superfluos, y menos mensajes insistiéndonos para que escojamos alimentos saludables. Como has podido comprobar, opino lo mismito que ellos.

Sería mucho más fácil, sin duda, si se limitase la publicidad (directa, indirecta o encubierta) de alimentos insanos. Un estudio publicado en la revista *Public Policy & Marketing* en noviembre de 2009 reveló que a los tres añitos los niños ya son vulnerables a la «persuasión publicitaria», esa que convence al receptor a través del lenguaje verbal y no mediante las imágenes. Es esa publicidad que pensábamos que sólo nos convencía a los adultos, porque utiliza una argumentación racional, mediante la exposición de las cualidades del objeto anunciado (ej: «te ayuda a crecer») con gran verosimilitud y realismo, dotando al mensaje de autoridad.

Se me ponen los pelos de punta, por cierto, cada vez que alguien (normalmente un entrevistador televisivo, radiofónico o un periodista que cursó la carrera en la universidad) me suelta que restringir la propagación de comida basura es «coartar las libertades» y que yo debería ser más partidario de la «educación». Estoy a favor de la educación, faltaría más. Pero contrarrestar el demoledor efecto que tienen las campañas publicitarias (sea en el tabaco, en el alcohol o en los alimentos superfluos) no se consigue por más inversión que haga un gobierno (o un padre o una madre) en educación. Quien esgrime el argumento de la libertad parece confundir los términos; no cuestiono la libertad de elegir productos saludables o no saludables, sino la «libertad» del fabricante de publicitar productos no saludables, especialmente cuando el destinatario final es el público infantil. En definitiva, el sujeto cuya libertad ha de protegerse es el consumidor, sobre todo si es un niño. Al último periodista que me insinuó algo así le respondí como sigue:

> Estoy de acuerdo con usted. No se debe limitar lo peligroso, sino fomentar lo saludable. Por esa misma razón mi mujer y yo, que vivimos en un sexto piso, y dado que tenemos tres niñas pequeñas, hemos decidido quitar la barandilla del balcón. Hemos entendido que no debemos «coartar» la libertad de nuestras hijas, y esa barandilla es muy «coartante». Así que invertimos en educación, fomentamos lo saludable y les concienciamos del riesgo. Pero les dejamos que escojan ellas mismas, libremente. Además, así aprenden a valorar el peligro.

De nuevo, no estoy solo en esta locura antipublicitaria. En mayo de 2010, la Asamblea Mundial de la Salud aprobó doce recomendaciones sobre la promoción de alimentos y bebidas no alcohólicas dirigida a los niños, que son música celestial, y que puedes consultar en internet (www.goo.gl/zc40g). Pero falta que se lleven a cabo, claro. Y se nota que la OMS «intuye» que es muy probable que existan serias dificultades para ponerse en práctica. Especialmente cuando leemos en la página diez del documento lo siguiente:

> Hay que alentar a las partes interesadas del sector privado a [...] no socavar los esfuerzos por restringir la publicidad.

Finalizo con una pequeña adivinanza: ¿Qué «alimento», que compré hace poco en la tienda de juguetes infantiles Imaginarium, se publicita con estas declaraciones?:

1. Natural
2. Vegetariano
3. Sin gelatina

4. Sin gluten
5. Sin grasa
6. Sin colorantes artificiales
7. Sin lácteos

Pensarás que se trata de un alimento saludable, ¡tiene siete declaraciones de salud! ¿Será una zanahoria? ¿Una manzana quizá? Pues no, por inverosímil que parezca, se trata de unos caramelos de goma cuyo principal ingrediente es el azúcar. Puedes comprobarlo en la página web del producto: www.goody goodstuff.com. Se llama Goody Good Stuff, algo que se puede traducir de diversas maneras, siendo una de ellas «golosina saludable». Eché de menos en su embalaje, lo reconozco, la figura de Mickey Mouse, de Bob Esponja, de Dora la Exploradora o de Mortadelo y Filemón. Y también no encontrar en el interior del producto un jueguecito de regalo. Quizá hoy mismo ya sea así. En cuanto a las siete alegaciones de salud, que están claramente visibles en su embalaje, a día de hoy son totalmente legales. Lo puedo jurar con la mano encima de la última versión consolidada del Reglamento (CE) 1924/2006 del Parlamento Europeo y del Consejo relativo a las declaraciones nutricionales y de propiedades saludables en los alimentos. Esto merece una breve y obvia reflexión: si nos engañan a los adultos, ¿qué no pasará con los niños, que son su público objetivo...?

En fin, me voy a preparar la mochila de una de mis hijas, que hoy el colegio se la lleva de excursión, al igual que al resto de su clase, a una «visita cultural»: la fábrica de Coca-Cola. Vivir para ver.

2

Alimentación desde el nacimiento hasta los seis meses

> Opino que mantener en secreto una información importante para los padres es menospreciarlos. Solo teniendo suficientes datos podéis tomar una decisión informada.
>
> GRO NYLANDER,
> *Maternidad y lactancia*

Todos los bebés deberían ser amamantados por su madre desde que nacen[4] hasta aproximadamente los seis meses, de forma exclusiva y a demanda (a partir de entonces deberían seguir tomando el pecho, también a demanda, pero no ya de forma exclusiva, como veremos en el siguiente capítulo). Imaginémonos ahora que la frase que acabas de leer es una operación matemática simple: una suma. Espero que no te moleste la obviedad. Llevo tantos años presenciando lo mal que se entiende este tema, comprobando que hay más bebés de biberón que de pecho, o atendiendo a padres a cuyo hijo se le hace bola una papilla que de ningún modo debería haber aparecido en su boca... que a ver si así no falla. Toda suma está formada por varios «sumandos». En este caso, cabe distinguir tres:

- Amamantar hasta los seis meses
- De forma exclusiva
- A demanda

Como sabes, eliminar o alterar uno de ellos se traducirá en

---

4. Lo ideal y recomendable es que el bebé esté al pecho antes de que haya pasado una hora tras el parto.

un resultado que no era el esperado. Revisaré a continuación cada sumando, aunque antes me gustaría transmitirte tres pensamientos, si eres una mujer:

1. Dar el pecho es una buena idea (para ti y para tu bebé).
2. Tú eres de la clase de mujeres que pueden dar el pecho.
3. Debes tener la firme convicción de que si tienes problemas eres del tipo de mujeres que podrá solucionarlos, sola o con ayuda (la falta de información y apoyo son la principal causa de dificultades en el amamantamiento).

Si por el contrario eres un hombre, apoya a tu pareja todo lo posible para que se convenza de los tres preceptos anteriores. Puedes hacer algo más; pregúntale a ella qué clase de apoyo necesita que le prestes. Y pregúntaselo más de una vez, durante varios días, en distintos momentos. Hombres y mujeres solemos ser bastante torpes «adivinando» qué necesita de verdad nuestra pareja. La pregunta mágica «¿en qué te puedo ayudar?» deberíamos empezar a formularla justo después del «sí, quiero» y haberla repetido un mínimo de diez mil veces al llegar a las bodas de plata. Todo iría mucho mejor.

PRIMER SUMANDO: AMAMANTAR HASTA LOS SEIS MESES

Amamantar —y mamar— es lo «normal» (más adelante verás por qué pongo esta palabra entre comillas), es algo fácil de hacer y que no duele, sino todo lo contrario. También es lo preferible, lo deseable y, sobre todo, lo recomendable y lo recomendado. Empecemos por esta última palabra, lo «recomendado».

Amamantar es lo «recomendado»

En 2011 la Organización Mundial de la Salud (OMS) se pronunció como sigue:

La lactancia materna es la manera *normal* de aportar a los bebés los nutrientes que necesitan para un crecimiento y un desarrollo saludables.

Parece que sí, que la OMS recomienda dar el pecho. Aunque hay quien considera que las recomendaciones de la OMS son para países pobres (me lo han dicho más de una vez). Se equivoca. Fíjate en lo que opina un conocido comité de expertos de un país que quizá te suene:

La Academia Americana de Pediatría recomienda encarecidamente la lactancia materna como el método de elección para alimentar a todos los bebés, incluyendo los bebés prematuros.

¿Crees que los «gringos» tampoco son de fiar y necesitas acudir a otra ventanilla? Pues fijemos la vista en Europa, y escuchemos a la Comisión Europea (2006):

El amamantamiento es la forma *natural* de alimentación de los lactantes y los niños pequeños.

Por si todavía no te has convencido, vamos más cerca aún, y oigamos a la Asociación Española de Pediatría de Atención Primaria:

La leche humana es el alimento de elección durante los seis primeros meses de la vida para todos los niños.

O a la Asociación Española de Pediatría:

La lactancia materna es considerada el método de referencia para la alimentación y la crianza del lactante y del niño pequeño.

Podríamos seguir un buen rato más con citas similares emitidas por las asociaciones autonómicas de pediatría repartidas por todo el territorio español. Eso por no hablar de otras asociaciones implicadas: enfermería, ginecología, dietética, nutrición, etc. Edurne Estévez, una asesora de lactancia materna con años de experiencia, señala acertadamente que hay quien ni así se convence y parece esperar a que lleguen recomendaciones concretas para su barrio y, si puede ser, refrendadas por el presidente de su comunidad de propietarios.

Amamantar no es algo de «hippies perroflautas» (ni de científicos)

Hemos visto que el consenso científico internacional es unánime a la hora de aconsejar que las madres den el pecho a sus hijos. Pese a ello, a veces se cataloga de forma implícita o explícita la lactancia materna dentro del grupo de «terapias alternativas». En una ocasión, el pediatra, al enterarse de que mi mujer amamantaba a nuestra hija pequeña cuando tenía cinco meses, nos preguntó: «¿Sois macrobióticos?». Bochornoso. «Pues no —respondimos—. Tampoco creemos, por si le interesa saberlo, en los ángeles de Atlantis, en la cirugía energética o en la orinoterapia.» Esto último no lo dijimos, pero lo pensamos en voz alta. Es cierto que los terapeutas alternativos suelen recomendar la lactancia materna. Pero también la recomiendan, como has visto, todas las asociaciones sanitarias del mundo mundial, incluyendo las españolas. ¿No debería promoverla y apoyarla el mencionado pediatra? Amamantar no forma parte, que quede claro, del mismo grupo que la numerología o la homeopatía (en el Anexo 1 tienes más información al respecto), sino que está integrada en la medicina convencional occidental de base científica:

> La alimentación al pecho ofrece al lactante un óptimo inicio en la vida, el desarrollo psicofísico más adecuado y la mejor protección frente a problemas de salud suyos y de su madre. Esta afirmación tiene una base científica más robusta, una calidad de

evidencia mayor y una fuerza de recomendación más elevada que muchos tratamientos de uso habitual.

Son palabras recogidas en un muy buen libro, avalado por la Asociación Española de Pediatría, llamado *Manual de lactancia materna. De la teoría a la práctica*.

La lactancia materna tiene base científica, como digo, aunque no le haría ninguna falta. ¿Acaso es necesario recurrir a la ciencia para saber que nuestros dientes sirven para masticar, nuestros ojos para ver o nuestras piernas para caminar? ¿Necesitamos investigaciones para probar que reírse es saludable? Cuando oigo a mis hijas carcajeándose tengo la total seguridad de que eso es bueno, no necesito acudir a una base de datos de estudios sobre seres humanos para comprobarlo. Es por ello que anteriormente he empleado las comillas al referirme a la palabra «normal». Dar el pecho es el modo natural de alimentar a los bebés, y es ilógico rebuscar pruebas científicas o sesudas investigaciones que justifiquen que es «superior» o «más saludable» que dar a tus hijos leche artificial. Y como es lo «normal», no tiene sentido enumerar sus beneficios. El manuscrito que citaba anteriormente, refrendado por la Comisión Europea, no incluye los beneficios del amamantamiento. ¿Por qué?

Porque el amamantamiento es la manera natural (y específica de la especie) para alimentar a las crías humanas y, por lo tanto, no se requieren pruebas que lo apoyen.

Por ese motivo, entre otros, es por lo que muchos comités de lactancia materna no pormenorizan, desde hace tiempo, los beneficios de la lactancia materna, sino los riesgos de la lactancia artificial.

DAR EL PECHO NI TE ENGORDA NI AFEA TUS PECHOS

¿Has oído por radio macuto que la lactancia empeora la figura de la mujer o la forma de sus pechos? Se trata de rumorología en estado puro. Con respecto al peso corporal, las madres que amamantan tienden a perder el peso ganado en el embarazo (si es que lo han ganado) más rápidamente que las que no lo hacen. Si siguen con la lactancia durante mucho tiempo, su perímetro de cintura suele medir unos siete centímetros menos que las madres que no amamantan, y sus «reservas de grasa» acaban siendo significativamente menores, razón por la cual se considera la lactancia una herramienta de prevención de la obesidad femenina. Y con respecto a la figura de la mujer, hay varias modelos famosas que prueban que los pechos ni se caen ni se deforman por amamantar. Pero mejor que fijarnos en la jet set será revisar los estudios hechos con mujeres de carne y hueso. Revisa en la bibliografía de este capítulo las investigaciones firmadas por Pisacane, Rinker y Roth. Pon el título de dichos estudios en Google y comprueba que no te engaño. Si tienes dificultades con el inglés, no dudes en acudir al traductor de Google, www.translate.google.es, que cada día funciona mejor (hasta te pronuncia las frases, es la bomba). Como las mujeres que piensan que engordarán o que sus pechos tendrán peor aspecto son mucho menos propensas a amamantar con éxito, este tema no es en absoluto algo superficial. Un último detalle: fumar se asocia de forma significativa e independiente a una peor apariencia de los senos con el paso de los años, según los dos estudios de Rinker. ¿Lo sabías?

Enumerar los beneficios de la lactancia materna no funciona

Durante muchos años, la lactancia materna se ha promocionado destacando sus muchos y probados efectos beneficiosos, como una menor incidencia de enfermedades agudas o crónicas, menos mortalidad infantil, un mejor desarrollo intelectual, beneficios para la madre e incluso beneficios económicos. Sin embargo, tales campañas no han tenido mucho éxito a juzgar por las tasas actuales de lactancia materna. Al constatar que dicha promoción no se traducía en un mayor número de madres dando el pecho, se han diseñado campañas centradas en mostrar los riesgos de no amamantar. Un ejemplo lo brinda una campaña de la Red Uruguaya de Apoyo a la Nutrición y Desarrollo Infantil, que contó con el apoyo de UNICEF, y que incluía el siguiente lema:

> Hasta los seis meses, sólo teta. Si me das otras cosas, me enfermo más y no crezco mejor [...].

Campañas que, afortunadamente, sí están funcionando. Debemos celebrarlo por todo lo alto: la lactancia materna es una prioridad de salud pública. Sin embargo, nunca llueve a gusto de todos y hay quien sólo quiere acudir a la celebración a aguar la fiesta. Las compañías fabricantes de leches artificiales para bebés no han tardado en responder masivamente para rechazar tales campañas con objeciones de todo tipo y mediante presiones a todos los niveles. Era de esperar: cuantas más madres den el pecho, menos beneficios obtendrán dichas compañías. Una de las objeciones que plantean los fabricantes de sucedáneos de leche materna es que se vulnera la dignidad, la emancipación, la libertad e incluso la feminidad de las madres que no dan el pecho. Una persona a la que admiro, el pediatra Adolfo Gómez Papí, opina lo siguiente:

> Si algunos/as profesionales temen ofrecer esta información a las mujeres [...] por no herir la susceptibilidad o los sentimientos de las madres que no amamantan, deben saber que diversos autores describen que cuando las madres conocieron *a posteriori* los riesgos y perjuicios de una decisión ya tomada, expresaron sus quejas por no haber sido adecuadamente informadas.

El extracto está entresacado del libro *Manual de lactancia materna*, que mencioné anteriormente. Como profesional sanitario me siento, por tanto, en la obligación moral, e incluso deontológica, de enumerar los mencionados riesgos. El código deontológico de mi profesión (dietista-nutricionista) indica que es mi deber proporcionar «información suficiente y apropiada para permitir a los clientes, pacientes y otros poder tomar sus propias decisiones». Muchas mujeres que abandonaron la lactancia desconociendo las implicaciones de dicha actuación habrían continuado de haber contado con una información adecuada (o sea, todas las cartas sobre la mesa). De manera que aunque sé que puede resultar políticamente incorrecto, voy a proporcionarte dicha información, para referirme más adelante a la toma de decisiones.

Los posibles problemas que supone alimentar a los bebés con leche artificial (o «alimentación con sucedáneos») pueden clasificarse en función de si son a corto o a largo plazo. Así, los bebés no amamantados durante su primer año de vida (a corto plazo) presentan un mayor riesgo de padecer:

- Dermatitis atópica, problemas respiratorios y asma, si dichos bebés pertenecen a una familia de riesgo alérgico.
- Enterocolitis necrosante (el 83 % de los casos se debe a la alimentación neonatal con sucedáneos de leche materna).
- Mortalidad infantil en menores de tres años.
- Mortalidad posneonatal durante el primer año de vida (en países desarrollados).
- Muerte súbita del lactante.
- Procesos infecciosos (gastroenteritis, infecciones respiratorias e infecciones de orina). Cuando se producen, además, son más graves y generan más hospitalizaciones.
- Peor desarrollo psicomotor y social durante el primer año de vida.

A largo plazo, se incrementa la posibilidad de padecer:

- Cáncer de mama premenopáusico o posmenopáusico en la edad adulta.
- Caries, peor desarrollo orofacial y mandibular, y una mayor necesidad de correcciones ortodónticas.
- Enfermedad celíaca, enfermedades autoinmunes, enfer-

medad inflamatoria intestinal, diabetes mellitus y algunos tipos de cáncer como leucemias, o esclerosis múltiple en la edad adulta.

- Hernias inguinales.
- Inferiores puntuaciones en los tests cognitivos y de coeficiente intelectual, y peores resultados en matemáticas.
- Menor agudeza visual en la etapa escolar.
- Menor respuesta inmunitaria a las vacunas.

Los anteriores datos proceden del Comité de Lactancia de la Asociación Española de Pediatría. Es muy conocido el estudio de Ball y Wrigth, que fue publicado en *Pediatrics* en 1999: sobre un total de 1.000 niños que no tomaran el pecho y otros tantos amamantados de forma exclusiva durante sus tres primeros meses de vida, la diferencia supondría 60 episodios de enfermedad respiratoria, 580 de otitis media y 1.053 de gastroenteritis durante el primer año. Episodios que, en la práctica, generarían 2.033 visitas al médico, 212 días de hospitalización, 609 recetas y 51 radiografías. Sólo con tres meses de lactancia y sólo en tres enfermedades. Es decir, el bebé amamantado responderá mejor a las infecciones gracias a la leche materna, pues, además de contener sustancias antimicrobianas, aporta factores inmunomoduladores y antiinflamatorios, que protegen al recién nacido frente a las infecciones y que modulan de forma activa la maduración del sistema inmune del propio bebé. Sustancias o factores que jamás estarán en las leches artificiales para lactantes.

La Comisión Europea amplía el anterior «inventario de riesgos» sumando dos enfermedades más a las anteriores: hipertensión y obesidad. Si bien añade «más madera»: los riesgos para la madre y para la familia/comunidad.

La mujer que no da el pecho presentará más riesgo de:

- Cáncer de mama y de ovario.
- Más pérdidas sanguíneas menstruales.
- Mayor sangrado posparto, y más lenta involución uterina.

- Mayor tardanza en recuperar el peso previo al embarazo.
- Menor intervalo entre nacimientos.
- Fracturas por osteoporosis.

Los inconvenientes de la alimentación del bebé con leche artificial para las mujeres, las familias y la comunidad son:

- Aumento del absentismo laboral de los padres (debido a la mayor incidencia de enfermedades en los niños pequeños).
- Importantes pérdidas económicas para el país.
- Más gasto económico, por la compra de: leche artificial, biberones, tetinas, agua, energía para calentar el agua, productos para la esterilización y medicamentos para el bebé.
- Más residuos y más consumo de energía (con notables consecuencias ambientales).
- Mayor utilización de los servicios sociales y de salud.
- Tiempo gastado en la preparación y la alimentación (que implicará tener menos tiempo para atender a los hermanos y a otros asuntos familiares).

Como has podido comprobar, dar el pecho y tomar el pecho cumple las características que he detallado al comienzo de este «sumando»: es lo normal, lo deseable, lo recomendable, lo recomendado y también lo preferible.

La madre que no da el pecho es tan buena madre como las demás. La que lo da, también

Antes he comentado que hablaría sobre la toma de decisiones. ¿No quieres dar el pecho? ¿Has decidido no amamantar? Estás en todo tu derecho, faltaría más. Me parece tan respetable como cualquier otra decisión individual. Pero que no sea porque un personaje que habla con lengua de serpiente te ha insinuado que «la leche materna y la artificial *ser* casi iguales» o de que «*ser* más cómodo dar el biberón». ¿Cuántos fracasos de la lactancia materna son por culpa de la ignorancia? Dar un biberón no es igual de cómodo, de barato o de seguro que dar el pecho. Que tu decisión sea una decisión libre de verdad. Libre de presiones y de influencias comerciales, financieras, familiares o sociales.

Me explican mis amigas Elisa Medina y Mar Alegre, fundadoras de Mammalia (asociación para la normalización de la lactancia materna), que si alguien te da a escoger entre lo que tiene en su mano derecha, que está abierta, y lo que tiene en su mano izquierda, que está cerrada, no puede decirse que se trate de una decisión libre. Y si no sólo cierra una de las manos, sino que la esconde detrás, la capacidad real de elección disminuye sustancialmente. Debes poder reconocer por ti misma, como madre, qué argumentos tienen sentido y cuáles no son más que meras elucubraciones, hipótesis o tanteos. Entonces podrás tomar una decisión debidamente informada, que es la única realmente libre.

Si una mujer decide no amamantar sin tener ninguna clase de información al respecto; o tras recibir un asesoramiento insuficiente, sesgado o erróneo, por parte de los profesionales que la orientan («su hijo ha bajado un poco del percentil: eso es que su leche no alimenta»); o cuando no recibe ninguna clase de apoyo por parte de su pareja, de su familia, de su grupo de amigos o de su entorno laboral, o incluso si soporta presiones en contra de su decisión de amamantar, ¿crees que ha elegido objetivamente? ¿Ha sido libre? Es por ello que me encantó leer la siguiente frase de la doctora Gro Nylander:

> Si ves a una madre darle biberón a un bebé, ten en cuenta que ella tiene una buena razón para no darle pecho a su hijo. No se lo hagas más difícil con comentarios o miradas. ¡Es tan buena madre como las demás!

Su reflexión, como explico más adelante, se entiende mejor en el contexto de su país (Noruega). En todo caso, refleja que un buen terapeuta, un profesional sanitario íntegro, no utiliza la culpa. Tampoco fomenta conductas que provoquen que quienes le escuchan o leen acaben culpando (sea a un niño o a un adulto). Y Gro Nylander, además de una obstetra experta en lactancia materna (de prestigio internacional), es una mujer encantadora. Encontrarás esta frase, y muchas reflexiones igual de profundas y atinadas en su libro *Maternidad y lactancia*.

¿Por qué no damos el pecho?

El fracaso de la lactancia materna no es responsabilidad, en resumen, de las madres. Es una cuestión complicada en la que confluyen muchos factores. El apoyo del sistema sanitario y político es escaso, cuando debería ser entusiasta, vehemente. Muchos investigadores creen que es poco razonable esperar que las tasas de lactancia materna aumenten de forma importante, a causa de la coexistencia de demasiadas fuerzas en el contexto social, cultural y físico «conspirando» contra ello. Valga como ejemplo la publicidad de leches artificiales infantiles en las revistas de bebés, en la televisión o en las farmacias. En Reino Unido los productores de leches infantiles gastan alrededor de 25 euros por bebé en anuncios, mientras que el gobierno únicamente invierte en la promoción de la lactancia materna 0,17 euros (17 céntimos) por bebé. Esta situación es completamente extrapolable a nuestro país.

Es evidente el peso de la publicidad de la industria de los sucedáneos de leche materna en la toma de decisiones de las madres. En consecuencia, limitar o restringir dicha publicidad revertirá en una mayor capacidad de elección «real» de las madres respecto a la forma de alimentar y cuidar a sus hijos. Los fabricantes de sucedáneos de leche artificial consiguen mediante su publicidad minar la confianza de las mujeres en su capacidad de amamantar y dar pábulo a las extendidas (y erróneas) creencias de que alimentar a los bebés artificialmente es más cómodo que dar el pecho, y que apenas existe diferencia desde el punto de vista de la salud entre ambas prácticas.

La publicidad de los sucedáneos de leche materna transmite, en ocasiones de forma sutil, la idea de que dar el pecho es difícil, que sólo puede lograrse cuando concurren diversos factores como salud y alimentación óptimas de la madre, así como tranquilidad, y que si la madre no puede dar el pecho, «su» leche es casi igual a la leche materna. Reduce la lactancia materna a leche materna, olvida que se trata de una vivencia que pertenece no sólo al niño, sino también a la madre, y obvia que existe la lactancia materna más allá de los primeros meses.

La presencia de un biberón es muchísimo más habitual, y suele estar más aceptada que la imagen de mujeres dando el pecho. La anécdota que sigue es bien ilustrativa al respecto.

La semana pasada, mi hermana Merche daba la teta a una de sus preciosas gemelas (de tres mesecitos) sentada en un sofá en el centro comercial Arena de Valencia. Es uno de esos sofás supercómodos que ponen en los pasillos, en aras del ocio, el esparcimiento y la diversión. En ellos se pueden apoltronar sin previo aviso los clientes que acuden a estos centros comerciales. ¿Todos? La guardia de seguridad de este centro se acercó a mi hermana y le soltó con voz imperativa: «Hay una sala de lactancia». Merche, asertiva, contestó: «Lo sé, gracias, pero estoy más cómoda aquí», dando amablemente a entender, con su gesto y con su mirada, que sólo por la fuerza bruta iba a levantar su precioso trasero del susodicho sofá. ¿Qué respondió la buena mujer? Si has dado el pecho seguro que no te sorprenderá su brusca respuesta: «Bueno, pero que no vuelva a pasar». El tono era de enojada resignación. «La próxima vez tienes que hacerlo en la sala de lactancia.» Se da la circunstancia de que las salas de lactancia de estos sitios suelen estar al lado de los lavabos (¡ese olor!), no tienen ventanas ni luz natural y se parecen sobremanera a las salas de espera hospitalarias. Pero sobre todo, la cuestión principal es ¿para qué están? ¿Para qué ponen salas de lactancia, para ocultar a las madres? ¿Para poner en peligro de extinción a los bebés amamantados? ¿Es dar el pecho algo inapropiado? ¿Cómo demonios se va a normalizar así la lactancia materna? Preguntas incómodas, como las sillas de dichas salas. Lo cierto es que si Merche hubiese blandido un biberón, a nadie se le habría ocurrido proferir un mísero reproche, porque eso es lo «normal». «No encontréis natural lo que ocurre siempre», dijo Bertolt Brecht hace casi un siglo en su obra *La excepción y la regla*. Un mensaje que, como puede verse, no ha perdido un ápice de actualidad.

Situaciones como la de mi hermana no son infrecuentes. En muchas ocasiones si alguien te ve dando el pecho, te dedicará una sonrisa aprobatoria, pero, en muchas otras, la desaprobación de una práctica que se considera no normal —amamantar en público, especialmente más allá de los primeros meses— es manifiesta. Podemos, por consiguiente, dar una vuelta de tuerca a la frase de la doctora Gro que leíamos previamente y dejarla así: «Si ves a una madre dando el pecho a su bebé, ten en cuenta que ella tiene una buena razón para hacerlo. No se lo hagas más difícil todavía con comentarios o miradas inoportunas. ¡Es tan buena madre como la que da el biberón!». Gro, me imagino, estaría totalmente de acuerdo conmigo en incluir este añadido. Como apuntaba antes, mi versión de la cita es más aplicable hoy a nuestro país, ya que la lactancia artificial está más extendida que la materna.

En España, la cultura de la lactancia materna ha estado a punto de desaparecer del mapa, aunque parece, afortunadamente, que la situación está mejorando. Es difícil, en cualquier caso, ver a mujeres lactando en público (salvo honrosas excepciones, usualmente protagonizadas por mujeres pertenecientes a grupos de apoyo a la lactancia). Es más, la gran mayoría de los profesionales sanitarios que atienden a niños no tienen conocimientos sobre nutrición infantil, sobre lactancia materna o sobre el comportamiento habitual de los bebés, tomen o no el pecho. Luis Ruiz, un pediatra cuyos conocimientos en lactancia materna son proverbiales, considera que cuando la ignorancia proviene de un profesional en el tema deberíamos considerarla «negligencia». Gran verdad. ¿Cómo calificarías a un marino que pilota un barco sin saber interpretar el significado de la secuencia de destellos transmitida por un faro, la diferencia entre babor y estribor, o posicionarse en una carta náutica? No es sólo un profesional imprudente o falto de pericia, es algo más: un negligente (e irresponsable). ¿Y cómo calificarías a un pediatra que no sabe de lactancia? ¿Despistadillo? Si a ello se le suma que nuestras madres lactaron muy poco tiempo (en el el mejor de los casos), todo confluye a una única respuesta ante la más mínima dificultad, real o imaginaria («llora mucho», «tiene hambre», «crece poco», «está estreñido»): el biberón. Y cuanto menos mama el niño, menos leche produce la madre. ¿Por qué mama menos el niño? Porque le hemos quitado el apetito con una leche que tiene las mismas calorías (que no «propiedades»...) que la de su madre. Algo desastroso para el éxito de la lactancia materna.

Evaluación de peso y talla: hostil a la lactancia exitosa

La formación de los profesionales sanitarios sobre alimentación infantil, como amplío en el siguiente «sumando», es escasa, y eso incluye aspectos básicos como su habilidad para evaluar la evolución del peso de un bebé (tome o no leche materna) o interpretar correctamente las gráficas de peso y de talla, los famosos «percentiles». No es extraño tropezar con un pediatra que cree que todos los niños tienen que estar en el percentil 50 (la media de peso y talla) o, peor aún, en el percentil 90. Además, está el que cree que tu hijo debe permanecer «atado» a una línea en concreto de dichos percentiles. La doctora Carmen Rosa Pallás Alonso, otra experta como la copa de un pino, resume espléndidamente, en nombre de la Asociación Española de Pediatría de Atención Primaria, qué suele suceder ante la percepción de que nuestro bebé «crece poco»:

Los padres, y en muchas ocasiones los pediatras, esperan que el niño gane peso de una forma casi programada. En cuanto el niño se desvía lo más mínimo de lo que supuestamente se espera de él, se sacrifica la lactancia materna y se introducen los sucedáneos, sin sopesar las consecuencias futuras de estas decisiones poco justificadas y que podrían resolverse identificando cuál es el problema existente, si es que lo hay, en relación con la lactancia y orientando a la madre sobre cómo debe ser el manejo para mejorar la situación.

Razones médicas aceptables para el uso de sucedáneos de leche materna

Es momento de hablar sobre las raras situaciones en las que de verdad no se puede dar el pecho. Digo «raras» porque prácticamente todas las madres pueden amamantar y prácticamente todos los bebés pueden ser amamantados. La lactancia materna sigue siendo el método de elección para alimentar a un bebé en casi todos los casos difíciles, como:

- Bebés con bajo peso al nacer.
- Prematuros.
- Niños con malnutrición.
- Lactancias múltiples (gemelos, trillizos, lactancia en tándem, etc.).
- Niños enfermos.
- Niños que viven en circunstancias especiales, tales como hogares de guarda.
- Hijos de madres adolescentes, o que están en prisión, que tienen discapacidades físicas o mentales, o problemas con las drogas o con el alcohol.
- Niños nacidos en familias que sufren las consecuencias de emergencias complejas.

Varias de estas circunstancias, según reconoce la OMS en su documento «Alimentación del lactante y del niño pequeño» (2010), requerirán una atención especial y el apoyo de expertos/as, pero revelan que muy pocas veces no se puede dar el pecho. Las condiciones en las que se recomienda no amamantar de manera temporal o permanente (que, insisto, afectan a muy pocas madres y a muy pocos bebés) las resumo a continuación:

- Lactantes que no deben recibir leche materna ni otra leche excepto una leche artificial especializada:
  —Lactantes con galactosemia clásica.
  —Lactantes con enfermedad de orina en jarabe de arce.
  —Lactantes con fenilcetonuria.

- Recién nacidos para quienes la leche materna es la mejor opción de alimentación, pero que pueden necesitar otros alimentos por un período limitado, además de leche materna:
  —Lactantes nacidos con peso menor a 1.500 g (muy bajo peso al nacer).
  —Lactantes nacidos con menos de 32 semanas de gestación (muy prematuros).
  —Recién nacidos con riesgo de hipoglicemia, sobre todo bebés:
    - prematuros
    - pequeños para la edad gestacional
    - que han experimentado hipoxia o isquemia en el parto
    - enfermos
    - hijos de madres diabéticas, si la glicemia no responde a la lactancia materna

- Afecciones maternas que podrían justificar que se evite la lactancia permanentemente:
  —Infección por VIH, si la alimentación de sustitución es aceptable, factible, asequible, sostenible y segura.

- Afecciones maternas que podrían justificar que se evite la lactancia temporalmente:
  —Enfermedad grave que hace que la madre no pueda cuidar a su bebé, por ejemplo septicemia.
  —Herpes simplex Tipo I (HSV-1): debe evitarse el contacto directo entre las lesiones en el pecho materno y la boca del bebé hasta que toda lesión activa se haya resuelto.

- Medicamentos tomados por la madre que podrían justificar que se evite la lactancia temporalmente:
  —Psicoterapéuticos sedativos, antiepilépticos, opioides y sus combinaciones. Se debe recurrir a alternativas más seguras mientras la madre amamanta.
  —Es recomendable evitar el uso de yodo radioactivo-131 (existen opciones más seguras). La madre puede reiniciar la lactancia pasados dos meses de haber recibido esta sustancia.
  —Debe evitarse el uso excesivo de yodo o yodóforos tópicos (povidona yodada), especialmente en heridas abiertas o membranas mucosas. No evitarlo puede resultar en supresión tiroidea o anormalidades electrolíticas en el bebé amamantado.
  —Quimioterapia citotóxica: requiere que la madre suspenda el amamantamiento durante la terapia.

Puedes encontrar más detalles aquí: www.goo.gl/yKtmr (en español).

Alimentación de la madre que amamanta

Que una madre no tenga leche para su bebé es algo ciertamente extraordinario. La lactancia materna no es, como nos sugieren los fabricantes de leche artificial con oscuras intenciones, frágil como las pompas de jabón. Lo digo porque, como he apuntado anteriormente, buena parte de la información que las madres reciben sobre lactancia procede de dichos fabricantes (folletos comerciales, catálogos, páginas web, etc.), y en ella se nos da a entender que la leche materna es buena... siempre que la madre coma saludablemente, no beba, no fume, duerma 8 horas, haga yoga, y tenga paz espiritual. Si usted no cumple con estos requisitos (nos dicen en sus «materiales educativos»), no sufra: nuestra leche, la de nuestra empresa en concreto, esa que tiene omega-3 pero no lactosa (por decir lo primero que me viene a la cabeza) es la solución ideal. Tales fabricantes saben a ciencia cierta que cuando sugieren que dar el pecho requiere estar en completa armonía con el universo están disuadiendo a miles de madres con respecto a la lactancia materna. Es una artimaña torticera para que caigas en la trampa. La leche artificial es infinitamente peor para el bebé que la leche materna, aunque la madre no sea un paradigma de salud. Leamos al pediatra Carlos González en su muy recomendable libro de lactancia materna llamado *Un regalo para toda la vida*:

> La lactancia materna no es una delicada flor de invernadero, sino una de las funciones más robustas de nuestro organismo. Una función vital (no para la madre, pero sí para su cría). Todos los órganos pueden fallar (de algo hay que morir), pero quedarse sin leche es tan raro como tener un paro cardíaco o una insuficiencia renal.

La madre que amamanta no debe ser una equilibrista de la «dieta mediterránea» (esa que bastantes expertos consideran que no es más que un constructo intelectual). Tiene que comer y beber en función de dos sabios mecanismos llamados «apetito» y «sed», ni más ni menos, como el resto de la población. No debe tomar más proteínas de las que ingiere habitualmente (si algo nos sobra en España son proteínas, sea en el embarazo, en la lactancia o, en general, en el resto de las etapas vitales). Tampoco debe tomar alimentos, hierbas o bebidas para aumentar la producción de leche, es decir, productos con un supuesto efecto «galactagogo»[5]. No sólo porque no existen, sino porque hay muchas plantas «medicinales» con claros efectos farmacológicos indeseables. Bastantes de las plantas utilizadas con tal fin tienen efectos tóxicos y tomadas en cantidad o tiempo suficiente

5. El Diccionario de Términos Médicos de la Real Academia Nacional de Medicina (2011) define así «galactagogo»: «que favorece o estimula la secreción de leche». Señala que este término sólo es aplicable a fármacos o a alimentos (para hormonas y sustancias endógenas debe usarse la acepción «lactógeno»).

podrían dañar al lactante, cuando no a la madre (alfalfa, amapola, anís estrellado —retirado del mercado español—, anís verde, artemisa, boj, boldo, caulofilo, cornezuelo, efedra, eucalipto, fucus, hinojo, hisopo, kava —retirado del mercado español—, nuez moscada o salvia). Si a la madre le parece que «funcionan» es porque ha coincidido con un aumento en la frecuencia y/o duración de las tomas, con lo que ha aumentado la producción de leche; no hay otra explicación.

Conviene que la madre se alimente saludablemente, desde luego, pero no para que la calidad de su leche sea mejor o para aumentar la producción de la misma, sino, sobre todo, para conservar su propia salud, para preparar el cuerpo para siguientes embarazos o para prevenir la ganancia de peso. Recientemente, el Ministerio de Sanidad ha aconsejado a las mamás lactantes (véase Anexos 2 y 3) evitar el consumo de pez espada, tiburón, atún rojo, conservas de atún y lucio por su alto contenido en mercurio (metal pesado nocivo para el organismo), y no consumir habitualmente crustáceos tipo cangrejo o la cabeza de cualquier crustáceo, por su alto contenido en otro metal pesado: el cadmio. Es preciso hablar del yodo, porque en 2014 el Ministerio de Sanidad sugirió suplementar con 200 microgramos diarios de yoduro potásico a las gestantes que no tomen dos gramos diarios de sal yodada y tres raciones de lácteos (una ración de lácteos equivale a unos 200 mililitros de leche o yogur, o 60-100 gramos de queso fresco, o 30-40 gramos de queso semicurado). Es una recomendación «débil», entre otros motivos, porque el yodo en los lácteos depende de la suplementación con yodo o con piensos yodados a las vacas por los ganaderos, no regulada por ley. Creo que su recomendación, como amplié en el libro *Mamá come sano*, es extrapolable a mujeres lactantes. ¿Por qué no confiar en el pescado como fuente dietética de yodo? Veamos. A una mamá que amamanta se le aconseja ingerir unos 290 microgramos de yodo al día. Imagínate que un día te tomas cuatro raciones de pescado (dos blancos y dos azules): 150 gramos de merluza, más 150 gramos de gallo, más 150 gramos de salmón, más 150 gramos de atún. Habrás ingerido 81,45 microgramos de yodo, el 28 % de las recomendaciones. No obstante, esa cantidad de pescado aporta 58 microgramos de mercurio, lo cual está muy por encima de la ingesta máxima diaria tolerada de este metal pesado al día, que es 16 microgramos/día. Y aporta 231,5 picogramos de dioxinas+furanos (otros dos contaminantes peligrosos). En una mujer de 55 kilos, la ingesta máxima de tales sustancias sería de 220 picogramos. Así que también supera la ingesta máxima tolerada de estos contaminantes. Y eso por no hablar de las «sustancias perfluoroalquiladas». ¿Entiendes ahora por qué los expertos en salud pública nos aconsejan tomar de dos a tres (y no más) raciones de pescado a la semana? Actualmente está en estudio si los lácteos estarían cubriendo las necesidades de yodo en mujeres gestantes o lactantes españolas, debido a que algunos piensos para alimentar a las vacas están enriquecidos en yodo. Pero ello no ha cambiado la recomendación de los organismos oficiales (suplemento de 200 microgramos de yodo al día).

Es desaconsejable tomar algas de forma habitual, precisamente por su altísimo contenido en el mineral del que vengo hablando: el yodo. Ya detallé en mis anteriores libros *No más dieta* y *Secretos de la gente sana* que ello supone un claro peligro para el tiroides de la madre o del bebé. Una ración habitual (8 gramos) de la mayoría de las algas comestibles disponibles en el mercado cubre entre el 670 % y la friolera del 24.250 % de las recomendaciones de ingesta de yodo. ¿Es esto peligroso? Sí, lo es: todo alimento cuyo consumo aporte del 310 al 600 % de las recomendaciones de yodo (o más) representa un riesgo para la salud. Las algas más peligrosas son la kombu y la hierba de mar, ya que un solo gramo de ellas multiplica por 5 y por 8, respectivamente, el límite superior de ingesta (el límite a partir del cual comienzan a manifestarse los riesgos para la salud asociados a un alto consumo del nutriente en cuestión).

Cualquier otra duda que tengas sobre la alimentación, los hábitos o cualquier otra curiosidad, médica o no, de la mujer que amamanta probablemente podrás resolverla leyendo el libro del pediatra Carlos González que he mencionado anteriormente: *Un regalo para toda la vida*. Extenderme en ello sería plagiar vilmente lo que él ya ha «revelado».

Últimas reflexiones

Los casos en los que es imposible el amamantamiento son realmente excepcionales. Si no puedes (o no quieres) dar el pecho a tu hijo, la segunda opción es darle tu leche mediante un vaso o biberón y la tercera es darle la leche de una nodriza sana o de un banco de leche humana, tal y como aconseja la Organización Mundial de la Salud en su documento « Estrategia mundial para la alimentación del lactante y del niño pequeño». Descartadas las anteriores opciones, escogeremos la leche artificial para lactantes. Es decir, la leche artificial comercial es la cuarta opción más segura de alimentar al bebé. Por tanto, nada de hacer experimentos con el bebé dándole leche condensada, de almendras, de avena o barbaridades por el estilo: si tu bebé no es amamantado ni alimentado con leche materna, debe tomar leche artificial comercial, para lo cual debes seguir a rajatabla las instrucciones de preparación (no hacerlo puede conducir a deshidrataciones severas o a desnutrición). ¿Qué es leche artificial? Es la que está preparada especialmente para alimentar a bebés pequeños, cumpliendo una estricta legislación al respecto. Se suele comprar en farmacias, aunque también puede encontrarse en grandes superficies. Se la daremos, igualmente, de forma exclusiva hasta los seis meses, y «a demanda». Hablo de ello en los siguientes dos «sumandos», pero antes una última consideración: si tu bebé padece una alergia a la proteína láctea correctamente diagnosticada, te sugiero que revises el Anexo 4.

SEGUNDO SUMANDO: DE FORMA EXCLUSIVA

«De forma exclusiva» significa que durante los seis primeros meses (poco más o menos, tal y como veremos en el próximo capítulo) ofreceremos a nuestro bebé leche materna (o artificial, en su defecto) como único alimento o bebida. Ello asegurará su óptimo crecimiento y desarrollo. Si el bebé recibe, por una razón médica justificada, vitaminas, minerales o medicamentos, seguimos hablando de lactancia exclusiva. ¿Quién recomienda que alimentemos o hidratemos a nuestros bebés sólo con el pecho hasta los seis meses? Primero respondo, y a continuación justifico la pregunta.

- Asamblea Mundial de la Salud
- Asociación Española de Pediatría
- Asociación Española de Pediatría de Atención Primaria
- Asociación Pediátrica Internacional
- Consejo Internacional de Enfermería
- Federación de Sociedades Europeas de Nutrición
- Federación Europea de Asociaciones de Enfermería
- Red Internacional de Alimentación Infantil, Europa
- Asociación Europea de Medicina Perinatal
- Comisión Europea
- Organización Mundial de la Salud. Oficina Regional Europea
- Unión de las Sociedades y Asociaciones de Pediatría Europeas

Espero que no te canse tanta cita bibliográfica. A mí me cansa encontrarme una y otra vez con madres que me explican que el personal de pediatría, de enfermería o de dietética y nutrición les insiste en que dejen de dar el pecho en exclusiva a sus hijos de tres o cuatro meses (porque el pecho ya no alimenta) y que empiecen a «introducirles»[6] el biberón o la comida.

6. Pongo «introducir» entre comillas porque opino, como el pediatra Carlos González, que se introduce un supositorio. La comida se «ofrece».

La recomendación de la Asamblea Mundial de la Salud al respecto, vigente desde 1994, es bien clara y ha sido adoptada por más de sesenta países, incluyendo España. Por eso resulta absolutamente injustificable que solamente el 35 % de los bebés de cero a seis meses sean amamantados de forma exclusiva. La incorporación de líquidos o alimentos antes de los seis meses, además de desplazar la lactancia materna, aumenta el riesgo de que el bebé sufra afecciones indeseables, como alergias alimentarias u obesidad, tal y como advierte el servicio de información de la revista *Archives of Pediatrics & Adolescent Medicine* (agosto de 2011). Por eso he formulado previamente la nada retórica pregunta «¿quién recomienda esto?». Copia el nombre de las organizaciones mencionadas y preséntaselas al profesional sanitario que te sugiera que «introduzcas» comida antes de tiempo. Que se las lea con calma y que amplíe el tema, si quiere, en estos cuatro hipervínculos: www.goo.gl/yLxox, www.goo.gl/jeBr1, www.goo.gl/rx0cF y www.goo.gl/WxDsO

Sobre la formación de los profesionales sanitarios

Desde mi punto de vista, ya lo ves, la falta de cultura sobre lactancia materna no se limita al ciudadano de a pie. La calidad de la formación que hemos recibido los profesionales sanitarios acerca de la alimentación del lactante y del niño pequeño es muy baja, y ello obstaculiza el éxito de la lactancia materna. ¿Cómo será la calidad de la información que daremos a las madres a la hora de orientarlas y estimularlas si ni nosotros mismos lo tenemos claro?

Investigadores de las universidades de Nuevo México y de Boston revisaron recientemente los datos disponibles sobre lactancia materna que recogían varios libros de referencia de obstetricia y ginecología publicados desde el año 2003. En concreto, quisieron evaluar si dicha información era completa, si estaba actualizada y basada en la ciencia disponible. Para ello tomaron como referencia veintidós «hechos básicos de la lactancia materna» (es decir, criterios incuestionables y basados en las evidencias más sólidas), y revisaron si se recogían en tales libros y cómo. Cuatro de esos «hechos» te sonarán:

• Definir la lactancia materna como la opción más recomendable para alimentar a un bebé.
• Citar información precisa sobre los peligros de la suplementación temprana con leches artificiales.
• Recomendar la lactancia materna exclusiva durante los primeros seis meses de vida.
• Recomendar la lactancia materna a demanda.

La conclusión del estudio, que hallarás en la revista *Journal of Human Lactation* (febrero de 2011), fue la esperada:

> La información sobre la lactancia materna en los libros de obstetricia y ginecología es variable, y a menudo existen omisiones y/o inexactitudes importantes.

Hay decenas de estudios que muestran que los conocimientos de los profesionales sanitarios en lo tocante a la lactancia materna dejan mucho que desear[7]. Luis Ruiz, pediatra que he mencionado anteriormente, publicó en 2007 en la revista *Anales de Pediatría*, junto con Antonio Oliver y Denise Vargiu, el resultado de una encuesta que indica que el conocimiento de los pediatras españoles sobre la lactancia materna está mejorando. No lo deseable, pero al menos no se mantiene «estable dentro de la gravedad», o empeorando. El pediatra es un punto cardinal en la protección, la promoción y el apoyo a la lactancia materna, por lo que la existencia de grandes luchadores como Luis resulta del todo imprescindible.

7. Estrategia de búsqueda en PubMed (base de datos de referencia en estudios científicos): («Health Personnel» [Mesh] AND «Breast Feeding» [Mesh]) AND («Knowledge» [Mesh] OR «Health Knowledge, Attitudes, Practice» [Mesh]).

La polémica de la ESPGHAN y los cuatro meses

En enero de 2008, un documento de la Sociedad Europea de Gastroenterología Hepatología y Nutrición Pediátrica (ESPGHAN) generó una gran controversia en el «sumando» que nos ocupa. Pese a reconocer que la lactancia exclusiva hasta los seis meses es una meta deseable (*a desirable goal*), el informe puntualizaba: «Los bebés no deberían ingerir alimentos complementarios [alimentos sólidos, o líquidos distintos a la leche materna o artificial] antes de los cuatro meses». Esto último da pie a interpretar, lógicamente, que a partir de los cuatro meses los bebés ya *pueden* empezar con la alimentación complementaria. Las críticas a dicho documento, que comparto plenamente, no tardaron en aparecer. Las dos más sonadas provinieron de España e Italia. La crítica española la abanderó un grupo de pediatras ligado al Programa de Actividades Preventivas y dePromoción de la Salud (PAPPS) de la Sociedad Española de Medicina Familiar y Comunitaria (semFYC) y constituido como grupo de trabajo de la Asociación Española de Pediatría de Atención Primaria (AEPap). De entre sus muchos e inefables argumentos destaco el que sigue:

> [...] estas recomendaciones se hacen basándose exclusivamente en la función renal y gastrointestinal, sin tener en cuenta otros aspectos como el desarrollo neurológico del lactante [...] hay evidencia más establecida sobre los perjuicios que la introducción temprana de la alimentación complementaria tiene sobre el amamantamiento (abandono precoz de la lactancia, con todos los riesgos que esto conlleva).

Localizarás la referencia a este valioso documento, cuyo primer firmante es el eminente doctor Juan José Lasarte Velillas, en el apartado de bibliografía de este libro o en este hipervínculo: www.goo.gl/GqP9n.

Otra eminencia, el doctor Adriano Cattaneo, capitaneó la

crítica desde Italia. En su propósito, contó con la colaboración de investigadores españoles, ingleses, alemanes, portugueses y de los Países Bajos. Los argumentos que esgrimieron, publicados en octubre de 2011 y en enero de 2012 en la revista *Maternal & Child Nutrition*, son similares a los que aparecen en el documento antes mencionado, aunque hay dos que quiero compartir aquí. El primero es sobre la coexistencia en el documento de la ESPGHAN de la afirmación «es deseable la lactancia materna exclusiva hasta los seis meses» con la que sugiere que a los cuatro meses el bebé ya podría empezar a comer. Cattaneo y sus colaboradores se manifestaron sobre esta cuestión poniendo el dedo en la llaga:

> Esto es como afirmar que usted apoya un límite de velocidad de 80 km/h, pero instaura señales de tráfico que indican que puede circular de 80 a 100 km/h.

El segundo argumento guarda relación con la credibilidad de la ESPGHAN, por potenciales conflictos de interés. Dichos antagonismos son los que se producen cuando el juicio concerniente a la integridad de una investigación o una declaración resulta afectado por un interés secundario, generalmente de tipo económico o personal. Según Cattaneo y sus colaboradores, varios de los firmantes del documento de la ESPGHAN o bien son empleados de lobbies de la industria alimentaria o guardan una estrecha relación con ellos (Mead Johnson, Milupa, Nestlé, Ordesa, etc.). «Es por ello que esta discusión es mucho más que un ejercicio semántico sobre la edad de incorporación de los sólidos», afirman. Las últimas palabras de su artículo suenan como la cadencia final de toda buena pieza musical: «Todos los autores [los firmantes del documento] están dispuestos a asumir la responsabilidad pública del contenido del manuscrito». Y olé.

En marzo de 2012, la Academia Americana de Pediatría ha aportado nuevos argumentos, al señalar que los bebés amamantados de forma exclusiva hasta los cuatro meses presentan un mayor riesgo de enfermedades respiratorias del tracto inferior, otitis media y diarrea que los amamantados de forma exclusiva hasta los seis meses o más. El riesgo de neumonía en dichos niños se multiplicaría por cuatro.

El punto final de esta discusión lo ha puesto, en agosto de 2012, una impecable investigación llamada «Duración óptima de la lactancia materna exclusiva». Dicha duración es de seis meses, como puedes comprobar en este enlace: www.goo.gl/rx0cF.

Ni agua, ni zumos ni infusiones

Te estarás preguntando: ¿Ni agua? Pues no, no hace falta que le ofrezcamos agua. Sé que aproximadamente el 70 % del peso corporal del lactante es agua, frente al 50 % de los adultos, lo que explica las elevadas necesidades de agua en esta época de la vida (el lactante normal necesita una cantidad diaria de agua que oscila entre el 10 y el 15 % de su peso, frente al 2-4 % que necesita un adulto). Pero eso no significa que debamos darle agua a nuestro precioso bebé. Se asume que el bebé recibe esa cantidad en forma de leche materna o leche artificial (¡a demanda!), ya que el 90 % del peso de estos líquidos es agua. ¿Y si hace mucho calor? Pues tampoco. Pese a que el sentido común parezca señalar lo contrario, los estudios realizados no dejan lugar a dudas: si el bebé mama (o toma el biberón) a demanda, se hidratará a la perfección. Tampoco es conveniente darle zumos (sean o no caseros) ni miel, ni leche de almendras, ni infusiones. En varios países se tiene cada vez más fe en los remedios «naturales» y medicinas alternativas, y esto ha conducido a un incremento en el uso de preparaciones a base de plantas. Se desaconseja «hidratar» a los bebés con ellas por tres motivos:

1. Suelen prepararse con azúcar, lo cual aporta calorías exentas de nutrientes a la dieta del niño, con lo que aumenta su riesgo de malnutrición, obesidad y caries.

2. Debido a su menor tamaño y a una mayor tasa de crecimiento, los bebés son más vulnerables que los adultos a los efectos farmacológicos de las sustancias químicas presentes en las infusiones. A día de hoy, no hay datos acerca de la seguridad de la gran mayoría ellas.
3. La errónea percepción de «inocuidad» de estos productos conduce a su sobreingesta, lo que acaba por potenciar sus posibles efectos tóxicos.

A estos motivos hay que añadir dos más en el caso de bebés amamantados. Si el bebé se sacia con estas preparaciones, succionará menos y su madre producirá menos leche. Puede también ocurrir la llamada «confusión pezón-tetina»: si el bebé aprende a usar un biberón es posible que después no coja bien el pecho.

¿Y si tiene fiebre? A no ser que la fiebre haya producido al bebé una deshidratación (una situación rara en bebés sanos), tampoco hace falta preocuparse. Basta con «ofrecer» el pecho o el biberón más a menudo. Los comités de expertos en nutrición indican que, incluso cuando tienen fiebre, los bebés menores de seis meses no requieren agua adicional, tanto si toman pecho como si toman leche artificial. ¿Y en bebés prematuros? Un bebé prematuro es aquel que nace antes de la trigésimo séptima semana de gestación. El Comité de Lactancia Materna de la Asociación Española de Pediatría sostiene que la mayor parte de los prematuros son perfectamente capaces de mamar directamente del pecho de su madre desde que nacen. Los bebés prematuros de muy bajo peso requieren un apoyo y un asesoramiento especiales.

En resumen

¿Comete *peccata enormia* la madre que da a probar un trocito de pan, de manzana, de patata hervida... a su bebé de cinco meses?

En el siguiente capítulo abordo esta cuestión, pero el mensaje a recordar de momento es que lo recomendable es que todo bebé sea amamantado en exclusiva hasta los seis meses.

TERCER SUMANDO: A DEMANDA

«A demanda» es uno de los pilares que sostiene el libro que tienes entre manos, como irás comprobando a lo largo de sus páginas. Esta misteriosa expresión significa, en este caso, que el pecho se ofrece al bebé cuando muestra el mínimo signo de querer mamar permitiéndosele que tome la cantidad que desee y durante el tiempo que desee. En el caso de bebés alimentados con leche artificial el asunto funciona igual. El pecho o, en su defecto, el biberón o el chupete cubren la necesidad de succión de los bebés que, de otra forma, no quedaría satisfecha.

Con respecto al resto de su alimentación, ¿también aplicamos el concepto «a demanda»? Pues sí. Tanto los bebés como los niños, como bien indican los expertos en alimentación infantil, son capaces de regular milimétricamente los nutrientes que necesitan si tienen alimentos sanos a su alcance, siempre y cuando se les deje comer cuanto quieran (dentro de una oferta de alimentos saludables) y no se les impongan horarios. Sobre esto me extenderé más adelante.

Amamantar o dar el biberón «a demanda» es algo que recomiendan desde hace ya años las asociaciones o instituciones de salud infantil. Aunque hay quien no se ha enterado todavía: en seis de cada diez hospitales estadounidenses se recomienda limitar la succión del bebé recién nacido a un período de tiempo especificado. No he encontrado datos para hospitales españoles, pero la situación es probable que no sea mejor. La OMS, por ejemplo, en un documento titulado «Alimentación del lactante y del niño pequeño», concreta que debemos amamantar a nuestro bebé «tan pronto como el niño quiera, día y noche».

Hasta hace relativamente poco tiempo, las recomendaciones

oficiales eran distintas. Matemáticos cuadriculados que no podían tolerar que un bebé dejase de mamar cuando había tomado suficiente («¿qué clase de inexacto desorden caótico es ése?»), estipularon con científica precisión el volumen de leche que debía tomar todo bebé en cada toma, los minutos que debía estar en cada pecho e incluso el intervalo entre toma y toma («cada tres horas»). Rutinas perniciosas que acabaron fulminando infinidad de lactancias. Posiblemente esto tenga que ver con la composición de las primeras fórmulas de leche artificial que, por resultar muy indigestas, precisaban de un espacio entre las tomas. Tales horarios se extendieron, erróneamente, a los bebés amamantados. Algo parecido sucede con la cantidad de agua que dicen que tenemos que beber (la razón por la que se nos anima a beber mucha agua se debe sobre todo a intereses creados), pero insistir en este punto nos llevaría a desviarnos del tema.

Con todo, no es difícil encontrar tratados de nutrición infantil modernos en los que cohabitan alegremente las dos teorías, la acorde a la evidencia científica actual —que coindice con la práctica que la humanidad ha seguido durante miles de años— y la desfasada, que tristemente se puso de moda en la segunda mitad del siglo xx, que continúa con fervientes adeptos en nuestros días. Podemos encontrarnos en ellos con escalofriantes frases como la que sigue a continuación: «Ofrezca el pecho a demanda, 10 veces al día, 15 minutos en cada pecho y cada 2,5 horas. Si no mama suficiente, déjelo una hora sin comer, para que le entre el hambre». Es fácil quedarse grogui leyendo incongruencias así. Viene a ser como cuando una revista me dice que me pagará el artículo que me ha encargado en cuanto lo entregue (es decir, lo que el común de los mortales entiende como «al contado»), pero a noventa días desde la fecha de entrega. ¿En qué quedamos? ¿Al contado o a noventa días? O como si un oculista te dijera: «Pestañee usted cuando lo necesite, libremente y sin pensar en ello, pero no menos de 800 ni más de 1.500 veces cada hora». Ampliaré el tema del pestañeo en el capítulo 5 («Se me hace bola»), porque da mucho de sí.

En respuesta a los matemáticos que juegan a ser Dios, en el año 2000 el Centro de Investigación en Nutrición Infantil del Ministerio de Agricultura de Estados Unidos llevó a cabo un impecable estudio sobre las calorías que necesitan tomar los niños desde el momento de nacer hasta que cumplen dos años. Su conclusión fue que un niño sano puede necesitar la mitad de calorías que otro niño, también sano, de su misma edad. ¿Quién sabrá cuál de los dos necesita más que el otro? Sólo él, mediante un dispositivo ancestral que llevamos incorporado de serie los humanos llamado «apetito». Por eso tiene sentido hablar de la expresión «a demanda». ¿Qué sucederá si pretendemos darle a un bebé de tres meses 728 kilocalorías diarias, si es de los que funcionan con 327 (algo que, insisto, sólo él sabe)? Pues que se le hará bola, sin más. Así que si te dicen que tu hijo es «mal comedor», oféndete como si de algo personal se tratara: están sugiriendo que tu hijo tiene un trastorno cerebral (¿dónde se regula el apetito si no allí?). Si respetas su apetito y le ofreces el pecho a menudo, tu hijo comerá (salvo raras excepciones) exactamente lo que necesita, sin más.

En resumidas cuentas, hay que dar el pecho o el biberón al bebé cuando él desee y durante todo el tiempo que quiera. Todos los bebés no tardan lo mismo en completar una toma. Esto es algo que puede variar según la edad del bebé y de una toma a otra. Hay bebés que sólo toman un pecho por vez, otros que toman los dos, y otros que en cada toma hacen una cosa. Las tres situaciones son normales; lo ideal es que el bebé se suelte espontáneamente del pecho.

Reconozco, ya por último, que no soy un experto en lactancia, lo que es como reconocer que me habré dejado en el tintero no pocos aspectos importantes en relación con este tema. Suele haber más «expertas» que «expertos» en lactancia (¿cuántos hombres conoces que hayan dado el pecho?). Es conveniente que contactes con madres que den o hayan dado el pecho y que hables con ellas sobre sus lactancias. Una posibilidad es acudir a un grupo de apoyo a las madres. Encontrarás un listado de dichos grupos en la web de la Federación Española de Grupos de Apoyo a la Lactancia Materna (FEDALMA) (www.fedalma.org).

A lo largo de este capítulo he apuntado algunos de los factores clave en el mantenimiento de la cultura del biberón: la profusión de empresarios de leches artificiales dispuestos a todo y ávidos de beneficiar sus intereses privados, cuando la salud es un bien público; el asedio de no pocos profesionales sanitarios negligentes que carecen de conocimientos sobre la fisiología de la lactancia; prejuicios sociales arraigados respecto a la lactancia materna, y un tibio apoyo prestado por las instituciones públicas a favor de la lactancia materna junto a escasas políticas garantes de la conciliación de la vida familiar y laboral. De algún modo, parece existir una especie de conspiración para que silenciemos a nuestros bebés con un biberón o con una papilla a la primera de cambio. Por suerte, siempre nos quedará Carlos González, que cierra este capítulo con sus insuperables reflexiones:

> La lactancia materna es mucho más que comida. Es una forma de relación física y afectiva, es contacto frente a la soledad, consuelo frente a la tristeza, seguridad para descubrir el mundo, anestesia para el dolor. Es también un complejo sistema de protección inmunitaria. Casi por casualidad resulta que, además, alimenta.

CARLOS GONZÁLEZ,
revista *El mundo de tu bebé*,
RBA Ediciones, n.º 220, septiembre de 2011

3

Alimentación desde los seis meses hasta los dos años

> El conocimiento se adquiere por medio del estudio; la sabiduría, por medio de la observación.
>
> MARILYN VOS SAVANT

La primera vez que damos de comer a nuestros bebés, ¿los observamos?, ¿respetamos atentamente sus tiempos, sus habilidades, sus aptitudes? En general, no. Esto es así porque no empezamos de cero, como le ocurriría a un extraterrestre llegado de las profundidades del espacio, sino que acarreamos conocimientos, creencias y nociones que pretendemos aplicar sobre esos hombrecillos pequeños. Enanitos a los que queremos «adultizar» lo antes posible, pues los tratamos como si fueran adultos en miniatura, sin considerar que el verdadero mecanismo que regula el apetito o los gustos de un niño en nada se parece a la noción que la mayoría de la gente tiene de dicho mecanismo. Algo que tiene mucho que ver con que a un sinfín de niños «se les haga bola» la comida, es decir, que no consigan comerse lo que sus padres quieren que coman.

Pensemos por un segundo en los juegos infantiles. Los padres conocemos sus reglas y orientamos a nuestros hijos según ellas, pero para que nos lo pasemos todos verdaderamente bien, debemos adaptar tales reglas a otras «normas»: las que rigen su edad, su maduración. Así, aunque un niño de tres años no puede entender el ajedrez o el Monopoly, eso no significa que no podamos sentarnos con él con todas las piezas del juego en el tablero. ¿Acabarán volando dichas piezas por los aires? ¿Las casitas del Monopoly servirán para fundar un nuevo pueblo? Probablemente, pero ahí está la gracia. También podemos, desde luego, jugar a pasarnos la pelota, a los bolos, a ver quién dice más rápido «quiquiriquí» o a cualquier otro juego más propio de su edad, pero incluso ahí deberemos amoldarnos a la realidad del niño. ¿Cómo crees que pasará la pelota un tenista profesional a sus hijos al jugar con ellos? ¿Con la potencia de un «smash» o más bien con la suavidad de una «dejada»? Hemos de respetar, en resumen, quién es nuestro hijo en ese momento de su vida, sea en el dominó, en el tres en raya o, sin duda, en lo tocante a la comida.

No hay reglas distintas a lo que se ha expuesto hasta ahora utilizando los juegos como ejemplo. Sólo debemos considerar cuáles son sus capacidades, cómo funcionan sus mecanismos de hambre-saciedad. Porque, de igual manera que nuestros reflejos no son los de un niño, nuestra nutrición tampoco.

En este capítulo veremos quién es nuestro hijo desde los seis meses hasta los dos años, bajo la perspectiva de la nutrición infantil. El principal objetivo es que tanto tú como tu niño os lo paséis bien a la mesa. Para ello intentaré aportarte datos que aumenten tus conocimientos, y consejos para que observes más a tu hijo y ganes, así (gracias a él), sabiduría.

La frase maldita

«Ya has cumplido con los seis meses: deja de dar el pecho» (¡sic!). Es aberrante (por no decir algo peor) escuchar la anterior frase en boca de un pediatra o del personal de dietética o de enfermería de un centro sanitario. Y se escucha. Podemos soportar de alguien de nuestro entorno la típica pregunta: «¿Todavía toma el pecho?». (A la que habría que responder: «Y tú... ¿todavía tomas leche de vaca?».) Pero que nos la suelte un profesional sanitario de bata blanca es para morirse. Recordarás que en el anterior capítulo hice un repaso de la postura que tienen, en relación con la lactancia materna durante los primeros seis meses de vida, instituciones como la OMS, la Academia

Americana de Pediatría, la Comisión Europea o la Asociación Española de Pediatría, entre otras. Como parece que hay quien sólo lee las dos primeras líneas de los documentos de dichas instituciones, reproduciré a continuación lo que suele aparecer en la tercera línea. Yo se lo haría copiar cien veces a más de uno/a... si ello sirviera como método educativo (que no es el caso):

[A partir de los seis meses se recomienda] continuar con la lactancia materna, junto con alimentos complementarios apropiados, hasta los dos años de edad o más.

Organización Mundial de la Salud (2012)

[A partir de los seis meses se recomienda] continuar con la lactancia materna, incorporando los alimentos complementarios, continuando con la lactancia materna durante un año o más, según deseen madre e hijo.

Academia Americana de Pediatría (2012)

La leche materna [...] debería seguir siendo la principal fuente nutritiva durante todo el primer año de vida [...] respetando totalmente que las madres tomen la decisión sobre cuánto tiempo ellas y sus hijos van a continuar con el amamantamiento.

Unión Europea (2006)

[La lactancia materna] se debería prolongar al menos durante todo el primer año y más allá de dicha edad si lo desean tanto la madre como el niño.

Asociación Española de Pediatría de Atención
Primaria (2006)

Continuar con el amamantamiento junto con otros alimentos que complementen la alimentación hasta los dos años o más, mientras madre e hijo lo deseen.

Comité de Lactancia Materna de la
Asociación Española de Pediatría (2012)

La leche de mamá debe suponer un importante peso en la dieta infantil a partir de los seis meses, como fuente de energía y de otros nutrientes. Y debe seguir siéndolo más allá del año de edad. Esto es perfectamente aplicable a los bebés alimentados con leche artificial hasta el año de edad. Hasta esa edad es preferible la leche de inicio a la de continuación. La única ventaja que ofrece esta última es el precio. A cambio ofrece demasiadas proteínas. No es que se adapte a las mayores «necesidades» de proteínas, como pretenden hacernos creer los vendedores, sino que a medida que el bebé crece tiene una mayor tolerancia al exceso de proteínas presente en la leche de vaca, es decir, le sienta «menos mal». Pero sigue siendo más adecuada la leche de inicio. A partir del año la recomendación es sustituir la leche artificial por leche de vaca normal y corriente, entera, que encuentras en un tetrabrik en cualquier comercio. También a partir del año se recomienda dejar el biberón, que aumenta el riesgo de padecer caries y obesidad, y sustituirlo por un vaso (no hace falta que sea de un día para el otro, naturalmente).

DESDE LOS (APROXIMADAMENTE) SEIS MESES HASTA EL AÑO (TAMBIÉN APROXIMADAMENTE):

¿Cuándo está preparado un bebé para ingerir comida?

Definiré más adelante qué es, y también qué *no* es, la alimentación complementaria, pero antes un ruego: responde al siguiente cuestionario. ¿Qué crees que indica que un bebé está preparado para empezar a tomar algo distinto a la leche materna (o artificial)? Señala la opción que consideres correcta:

a) El primer día del quinto mes a contar desde el día de su nacimiento (en cuyo caso estaría en su sexto mes de vida).

b) Al cumplir seis meses a contar desde el instante en que nació.

c) Cuando finaliza el sexto mes de edad (es decir, el primer día del séptimo mes).

d) En el momento en que lo aconseje el/la pediatra.

e) Cuando alguien te repita por octava vez «¿A qué esperas? ¿Quieres matarlo de hambre?».

Un día marcado en la agenda o los mandatos de un pediatra no valen más que la sabiduría natural de tu precioso bebé. Así que ninguna respuesta es correcta. He visto a más de un padre que espera hasta que alguien sopla las velas de los seis meses de su hijo (a esa edad, creo yo, los bebés humanos no soplamos seis velas) para presentarse con una cucharada de papilla de arroz tres delicias, o algo similar, haciendo el avión.

Las tres características que muestran que un bebé está listo para empezar a ingerir comida son (ojo, tienen que darse las tres a la vez):

1. Se sienta (con apoyo) y mantiene la cabeza erguida.
2. Coordina ojos, manos y boca para mirar el alimento, cogerlo y ponérselo en la boca.
3. Puede tragar alimentos sólidos, es decir, no los empuja instintivamente hacia fuera con la lengua para evitar ahogarse (el llamado «reflejo de extrusión»). No conviene confundir este «reflejo» con el rechazo de un alimento porque tu niño simplemente no quiere comer más de una cucharadita (que para un bebé que empieza a comer es suficiente), o porque no le gusta lo que le ofreces (está en su pleno derecho).
(Nótese que no he mencionado si el bebé tiene o no dientes.)

Escribiéndolas, he sentido la necesidad de acudir al diccionario de la Real Academia Española (RAE) para ver qué definición aplica a la palabra «perogrullada». Es ésta: «Verdad o certeza que, por notoriamente sabida, es necedad o simpleza el decirla». Definición que encaja como un guante con el hecho de que tengamos que escribir dichas características para explicar cuándo está listo un niño para comer. Es algo tan obvio que uno llega a sentirse estúpido escribiéndolo. La cuestión es que estos tres signos raramente se dan a la vez antes de los seis meses y a partir de entonces es más normal que aparezcan. Es por ello (esencialmente) que se fija el sexto mes de vida como el momento ideal para empezar a ofrecer comida. Pero tu bebé es absolutamente normal si a los cinco meses se sienta, sostiene su cabeza, coge un trozo de patata hervida, se la lleva a la boca y se la traga feliz y contento. Tan normal como uno de ocho que no lo hace. La recomendación se dirige a los padres, y éstos la siguen cuando ofrecen al niño oportunidades de comer; no se dirige al niño, que está en su derecho de decidir en qué momento está él (sólo él, no el primo o el vecinito) preparado para comer. «Quererse no tiene horario, ni fecha en el calendario cuando las ganas se juntan», decía Simón Díaz, el cantautor venezolano. Podría cantártelo tu propio bebé cambiando el «quererse» por «alimentarse».

El mito: padres excesivamente prudentes

¿Hay papás que *obligan* a su bebé a seguir con el pecho o con la leche artificial (y nada más, santo Tomás), hasta el año «equis» o incluso más allá? ¿Existe dicha *rara avis*? No logro imaginar, por más que me esfuerce, a una madre protagonizando el siguiente diálogo:

—Ya veo, Martita, hija mía, que apuntas hacia el arroz con salsa de tomate con el dedo índice de tu manita derecha, gimiendo ansiosa, mientras te metes y sacas el índice de la izquierda en tu boca de forma insistente. Pero no te entiendo, cariño.

¡Luisa! —dice a su cuñada—, tú que tienes cuatro hijos, ¿qué opinas?

—No sé, la verdad, no lo tengo claro. Yo es que de pediatría no entiendo. ¿Ya le has preguntado a la enfermera?

—Tienes razón, esperaré a la visita (dentro de un mes) a ver qué opina ella.

—Sí, es lo mejor. Pero ¡apártale el arroz de delante, chiquilla, que se lo está llevando a la boca!

No es conveniente, por diferentes motivos (y no sólo nutricionales), retrasar la aparición de los alimentos en la dieta del bebé cuando ya está preparado para ingerirlos. Pero dudo muy seriamente de la existencia de padres o madres ferozmente prudentes («esperaré tres meses más para volver a ofrecerle algo comestible distinto a la teta»), o que pasen olímpicamente de los claros signos de su hijo pidiéndole ingerir comida. Tales padres sólo viven en el imaginario de determinados profesionales sanitarios, obsesionados con la idea de que todo padre salga de su consulta con un papel mil veces fotocopiado que contiene detalladas normas sobre el cuánto, el cuándo y el cómo de la dieta infantil (el porqué no suele quedar reflejado, es curioso). Deberían, en resumidas cuentas, aparecer en una nueva edición del divertidísimo libro de Antonio Orti y Josep Sempere *Leyendas urbanas en España*. Los niños han venido a este mundo a sobrevivir, no a morir de inanición, por lo que es impensable que sus señales indicando que necesitan comer pasen desapercibidas.

La realidad: padres (o sanitarios) excesivamente imprudentes

La cruda realidad es que la mayoría de los bebés han tomado algo distinto de la leche materna o artificial antes del cuarto mes. Esta situación es más frecuente cuando la mamá es muy joven, si su educación es menor, si sus ingresos son bajos, si no amamanta a su hijo o si es fumadora.

En Gran Bretaña el 51 % de los bebés (es decir, algo más de la mitad) han tomado alimentos sólidos antes de cumplir cuatro meses. No tengo datos sobre España... pero no serán mejores que los datos de uno de los países de Europa donde más madres dan el pecho a sus hijos: Noruega. En este país, cuyas tasas de lactancia materna duplican y triplican la media europea, el 21 % de los bebés (dos de cada diez) ha comido algo antes de cumplir cuatro mesecitos. Si no es aconsejable incorporar alimentos en la dieta del bebé antes del sexto mes, tal y como hemos visto en el capítulo anterior «Segundo sumando...», si lo hacen antes del cuarto mes la cosa se pone aún más fea en relación a:

- Problemas relacionados con la inmunidad (ej: alergia alimentaria)
- Problemas gastrointestinales (ej: infecciones)
- Problemas renales
- Elevación de la tensión sanguínea

Una serie de investigadores de la Universidad de Psicología de Queensland, en Australia, publicaron en la revista *Journal of Health Psychology*, en enero de 2012, los motivos por los que las madres incorporan la comida antes de tiempo. Los dos más relevantes resultaron ser las creencias al respecto por parte de su pareja y las creencias por parte de su médico (pediatra); aunque también influyó notablemente la disponibilidad de alimentos comerciales para bebés en el entorno de la madre. Por ello, las campañas gubernamentales dirigidas a la promoción de lactancia materna (o artificial) de forma exclusiva durante seis meses no deben focalizarse únicamente en los padres, sino que deben, sobre todo, convencer a los profesionales sanitarios y limitar la publicidad de comida supuestamente diseñada para menores de seis meses.

Definiendo la alimentación complementaria

En esta etapa, que oscila poco más o menos entre los seis y los veinticuatro meses de edad, perseguimos dos objetivos primordiales y uno secundario. Los primarios son 1) que el bebé disfrute comiendo, y 2) que sus preferencias gustativas se decanten hacia alimentos sanos. Sería como intentar que un adolescente aprendiese a disfrutar en una fiesta sin beber alcohol o fumar... pero más fácil. El objetivo secundario es la nutrición, es decir, cubrir el aporte de nutrientes necesarios para su desarrollo mediante comida saludable. Se trata de un desafío importante, no cabe duda, pero es preciso que se cumplan primero los dos anteriores. ¿Cómo hacerlo? Con paciencia, y sin meter la pata. Parafraseando a Antonio Machado: «Despacito y buena letra, que el hacer las cosas bien importa más que el hacerlas».

Deseamos con fervor que nuestro hijo coma, pero ello no debe ofuscarnos y llevarnos a intentar adelantar el momento. Si confiamos en él, en sus gestos y en sus deseos, y no pretendemos que haga algo antes de estar preparado para ello, todo irá sobre ruedas. Con «no meter la pata» quiero reseñar que debemos evitar actitudes contraproducentes. Dichas actitudes, a las que dedico todo un capítulo de este libro, el quinto, pueden englobarse en un concepto llamado «control externo del apetito del niño». Se basa en la coerción (positiva o negativa), es decir, la presión para forzar la voluntad y la conducta del pequeño. Hay padres que utilizan un estilo de crianza, en lo relativo a la alimentación, asentado en la insistencia, la exigencia, los ataques, la culpabilización, la intimidación y hasta la fuerza para que sus hijos coman. Eso se llama coerción negativa. Los partidarios de la coerción positiva aplauden, felicitan, halagan (todo ello con un fervor exagerado) o incluso premian a sus retoños cuando se comen lo que preparan para ellos. Por supuesto, también hay padres que emplean unas u otras prácticas de forma alternativa. Posiblemente, éste sea el grupo mayoritario. Dichas actitudes son perjudiciales para el proceso de incorporación de la alimentación complementaria, o de la alimentación del niño; y lo que es más grave, dificultan la relación con su hijo y pueden llegar a crear resentimientos. Estos padres creen, erróneamente, que si dejan de utilizar ese estilo coercitivo de alimentación, su hijo se malnutrirá y/o no le gustarán los alimentos saludables (a todo esto, estaría bien saber qué entienden por «alimentos saludables»). O, peor aún, que les tomarán la medida, se les subirán a las barbas, no aprenderán quién manda, no sabrán dónde están los límites o solemnes tonterías por el estilo. Sucede justo al revés: los estudios demuestran que los niños cuyos padres utilizan prácticas de alimentación centradas en el control externo regulan peor las calorías que ingieren que los niños a los que se permite que coman acorde a sus preferencias y sus señales internas de hambre y saciedad. Más aún: estos padres fuerzan a sus hijos a que alteren sus gustos, que se decantarán hacia productos superfluos. Los niños no son soldados que hayan jurado obediencia ciega. Son angelitos inocentes que requieren de nuestro afecto para quitarles los miedos, y nuestra mano dura no se los aleja, se los instala. Tampoco son figuras de barro, así que no tiene sentido intentar «moldearlos», como sugieren algunos.

Se puede meter la pata mediante una tercera posibilidad: teniendo una idea absolutamente equivocada de lo que es una dieta saludable. Es el caso de esos padres que le dan vino, café o Coca-Cola a su hijo convencidos de que no hacen nada incorrecto.

Dicho esto, podríamos definir la alimentación complementaria como lo que no es:

> El período de alimentación complementaria *no es* la etapa en la que los padres persiguen a sus hijos con la comida, castigándolos si no se la comen, o regalándoles una piruleta si dan buena cuenta de ella y dejan el plato reluciente.

Si de todos modos persigues una definición, se me ocurre ésta:

Etapa en la que los padres, con paciencia, ofrecen a sus hijos alimentos saludables habituales en la dieta de la familia. Se respetarán las señales de hambre y saciedad del niño, así como sus gustos y preferencias. Se incrementará gradualmente la variedad de texturas, sabores, aromas y apariencia, siempre manteniendo la lactancia materna (o artificial) a demanda. Los alimentos se ofrecerán después de la leche materna o artificial.

La descripción me ha quedado un poco larga, lo reconozco. Incluso aceptando que fuera así, no he incluido aspectos primordiales, como permitir que el niño sea autónomo a la mesa. Si le impedimos que lo sea, acabará por dejar de interesarse en ello. Esto no sería en sí mismo grave: le damos nosotros de comer y listos, siempre que, transcurrido un tiempo, no nos mostremos impacientes ante un niño que «no sabe comer solo y todo se lo han de dar».¿Se pone perdido cuando come con sus propias manos? ¿No hay manera de que acierte con la cuchara? Pues sí, es cierto. Pero todos los procesos de aprendizaje pasan por una etapa inicial caracterizada por la falta de pericia, y la alimentación no tiene por qué ser la excepción.

Tampoco he incluido en la definición que tan importante como lo que se ofrece al niño es quién se lo ofrece. Cuando nuestro pequeño come resulta de vital importancia no dejarlo a solas. La presencia del adulto es crucial no sólo para su seguridad (un bebé de ocho meses y un racimo de uvas son una mala combinación: el bebé podría ahogarse) sino también para su autoestima. La OMS insiste en recordarnos, en su documento «Alimentación complementaria» (2002):

Recuerde que los momentos en los que su hijo se alimenta son períodos de aprendizaje y *amor*. Hable con su hijo mientras come, manteniendo un contacto «ojo con ojo».

La definición que he propuesto no incluye cantidades porque nadie más que tu hijo las sabe. Cada niño es diferente, en función del volumen de leche que toma (que, insisto, es lo prioritario, sobre todo durante todo el primer año) y de su particular tasa de crecimiento. El apetito de nuestro bebé no aumenta porque pensemos: «Debería tener hambre, ya han pasado tres horas». Tampoco puede dictaminar dichas cantidades un profesional sanitario, alias «analista».

> *Ustedes cuando aman,*
> *al analista van,*
> *él es quien dictamina*
> *si lo hacen bien o mal.*
> *Nosotros cuando amamos,*
> *sin tanta cortedad,*
> *el subconsciente piola,*
> *se pone a disfrutar.*

Sustituye la palabra «aman» por «alimentan a sus hijos», y la palabra «amamos» por «alimentamos a nuestros hijos» en este fragmento de un delicioso poema de Mario Benedetti titulado «Ustedes y nosotros», y sabrás de qué hablo. Permite a tu subconsciente, por tanto, que se ponga a piolar y a disfrutar del espectáculo de dejar escoger a tu hijo si quiere o no comer. Sólo él sabe si tiene hambre y cuánto quiere comer.

¿Qué alimento incorporo primero?

Hay dos posibles respuestas. Una es la buena (como explico más adelante), y la otra, la mala; depende de dónde haya nacido tu hijo. Lo digo porque en el año 2000 Freeman y sus colaboradores publicaron en la revista *Journal of Pediatric Gastroenterology and Nutrition* la prueba fehaciente de que si naces en un sitio del mapa te darán primero la fruta y si naces en otro te tocará empezar por los cereales. Así, por ejemplo, en Atenas los niños siguen el siguiente orden:

1.º Fruta
2.º Hortalizas
3.º Lácteos
4.º Cereales distintos al pan
5.º Huevos
6.º Carne
7.º Pan

No sé por qué los autores no revisaron cuándo aparecía el pescado en la dieta del niño. El caso es que si has nacido en Madrid el orden no se parece en nada al de Atenas:

1.º Carne
2.º Cereales distintos al pan
3.º Fruta
4.º Pan
5.º Hortalizas
6.º Lácteos
7.º Huevos

Los autores revisaron veinte ciudades más, lo que resultó ser divertidísimo, porque el orden no coincidió en ninguna de ellas. Vayamos pues a la respuesta buena: no importa el orden. Tampoco es necesario, tal y como confirmó en mayo de 2010 una revisión publicada en *Current Opinion in Clinical Nutrition & Metabolic Care*, demorar la incorporación de alimentos potencialmente alergénicos. Lo verdaderamente relevante es la progresión, es decir, hacerlo poco a poco para comprobar la tolerancia del bebé. Si al día siguiente de incorporar una novedad en su dieta el niño sigue bien,[8] adelante con otra.

8. Si el bebé reacciona ante la aparición de un nuevo alimento con síntomas como una diarrea severa, vómitos o erupciones, contacta con el pediatra.

Alimentos a priorizar o a limitar

Partiendo de la base de que iremos ofreciendo a nuestro bebé los alimentos por grupos y de uno en uno (valorando así si los tolera bien), vale la pena agrupar los alimentos en dos simples grupos: los que podemos ofrecerle de forma prioritaria y los que sería conveniente limitar. Antes de detallarlos, conviene recalcar que no es cuestión de sustituir tomas de leche por alimentos complementarios, sino que lo ideal es ofrecer primero la leche y después el resto de alimentos, que «complementan» a la leche (materna o artificial). Así nos aseguraremos de que el bebé recibe lo más nutritivo y que la producción de leche por parte de la madre, en el caso de bebés amamantados, es suficiente.

Es habitual pensar que la leche «alimenta» menos a nuestros bebés que lo que le damos dentro de una cuchara, cuando ocurre justo al revés. Mientras que 100 gramos de leche materna aportan 4,4 gramos de grasa, 100 gramos de un típico potito de verduras con pollo (más adelante verás que no soy muy amigo de potitos, papillas o triturados) aportan 2,8 gramos de grasa, es decir, un 36 % menos. En el caso de las papillas de fruta el asunto es más flagrante, ya que cien gramos de puré de frutas aportan 0,1 gramos de grasa, casi cuarenta y cuatro veces menos que la leche materna. Y la grasa es un nutriente clave en bebés que queremos que crezcan.

Si no te convence la grasa, vayamos a las calorías. La tabla que aparece a continuación compara las calorías aportadas por una típica papilla de verduras con carne preparada en casa, según datos de un estudio llevado a cabo en hogares de Madrid, con las recomendaciones de calorías para bebés de hasta 23 meses. Estas papillas contenían unas 50 kilocalorías por 100 gramos, bastante menos que las cerca de 70 que aporta la leche, sea de una mamá humana o adaptada a partir de la que da una vaca (leche artificial). Como sugieren con buen criterio los autores en el estudio, en la gráfica he calculado también qué sucedería al añadir más aceite. Queda patente que, en todos los casos, su contribución a las calorías que necesita tu bebé es más bien humilde (eso si consigues que se coma la papilla: un poco de aceite mejora su sabor, pero mucho aceite lo empeora). Que nuestros hijos sigan tomando leche a demanda resulta, como ves, trascendental. Así que párale los pies a cualquiera que te aconseje aquello de «espáciale las tomas», «elimínale una toma», «déjalo dos horas sin leche y verás cómo come» o cualquier propuesta de amaestramiento equivalente.

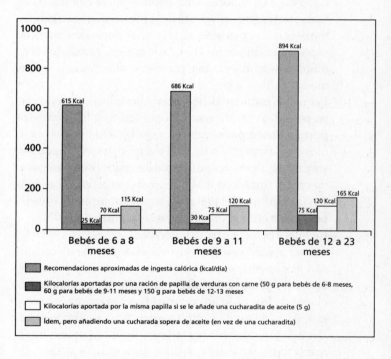

- Alimentos a priorizar (pero no más que la leche materna o artificial):
  – Cereales: arroz, maíz, trigo, avena, cebada, centeno, etc. Con algunos de ellos elaboramos productos como el pan o la pasta (que suele volver locos a los niños de

todas las edades). Los cereales que contienen una proteína llamada gluten (avena, cebada, centeno, trigo y algunos pocos más) pueden incorporarse desde el principio de la alimentación complementaria. Hasta hace unos años se consideraba adecuado esperar, por prudencia, hasta los ocho meses, pero esta recomendación ha quedado obsoleta una vez que se han evaluado nuevos estudios. Pero debe seguirse la recomendación de hacerlo poco a poco. Una papilla de 60 gramos no es nada conveniente si se trata de la primera vez que el bebé toma cereales con gluten: una gran dosis de gluten de una sentada aumenta el riesgo de que se desencadene (en niños susceptibles) una patología denominada enfermedad celíaca.

– Pequeñas cantidades de frutas y hortalizas. En esta etapa no deben priorizarse sobre el resto de los alimentos porque tienen pocas calorías y el objetivo que perseguimos en el primer año de vida del niño es que crezca. No sorprende, pues, descubrir que los niños prefieran justamente las frutas con más densidad energética (por ejemplo la manzana y el plátano), según confirma un estudio publicado en la revista *Appetite* en agosto de 2003.

– Legumbres (ej: garbanzos cocidos).

– Carne, pescado (véase «Sustancias de riesgo en determinados alimentos», p. 119, para excepciones) y huevos. Siempre han de estar bien cocinados para evitar infecciones. El huevo, si no se cocina bien, es motivo usual de una afamada toxiinfección alimentaria: la salmonelosis. Un bebé puede ser vegetariano, pero es preciso informarse bien (te puede ayudar esta web: www.goo.gl/ QfxjL) y es recomendable recibir asesoramiento de un dietista-nutricionista entendido en el tema.

– Aceite (preferiblemente de oliva).

– ¿Agua? Que beba si tiene sed, sin más. Si el lactante toma toda la leche que quiere, posiblemente no tendrá necesidad de agua. El agua del grifo es igual o mejor que la embotellada, salvo que las autoridades sanitarias de la zona la desaconsejen expresamente.

- Alimentos a limitar en esta etapa:
  - Comidas sin valor nutritivo: sopas, caldos o similares.
  - Zumos (no más de medio vaso al día, como máximo), sean o no caseros. Tomarlos a menudo, sobre todo en biberón, provoca unas caries terribles en los bebés. Son innecesarios (los niños españoles van sobrados de vitamina C) y arriesgados (véase páginas 116-117 y Anexo 5).
  - Lácteos (excepto la leche artificial en bebés no amamantados). Su falta de hierro hace que no sea conveniente que aparezcan más que pequeñas cantidades, de ser el caso.
  - Sal y productos salados (embutidos, quesos, aperitivos, etc.). El 70 % de los niños de ocho meses toma más sal de lo recomendable, sea porque les damos lácteos diferentes a la leche artificial, o porque ingieren demasiados alimentos salados. Que no te quepa duda: el exceso de sal puede dañar a tu hijo.
  - Azúcar o alimentos azucarados.
- Alimentos a excluir en esta etapa:
  - Alimentos sólidos susceptibles de ahogar al bebé: granos de uva enteros, frutos secos, salchichas, cerezas, olivas, aperitivos tipo patatas chips y, en general, cualquier cosa que pueda obturar sus vías aéreas sin que el bebé se dé cuenta.
  - Desnatados. Hasta cumplir dos años es desaconsejable que los niños tomen lácteos bajos en grasa. Hablo de ellos en el siguiente capítulo.
  - Bebidas sin valor nutritivo como té, café, azucaradas (mal llamadas «refrescos») o edulcoradas (light).
  - Pez espada, tiburón, lucio, atún rojo, conservas de atún, carne cazada con munición de plomo y platos de espi-

nacas o acelgas (véase apartado «Sustancias de riesgo en determinados alimentos», p. 119).
- Infusiones.
- Miel.

Sobre estos dos últimos alimentos, desaconsejados fundamentalmente porque su consumo puede producir botulismo (una intoxicación grave), nuestra Agencia Española de Seguridad Alimentaria lo tiene claro:

> Dado que los métodos de procesado no pueden garantizar la ausencia de esporas de *C. botulinum* en la miel ni en algunas infusiones de especies vegetales, este Comité Científico recomienda evitar su consumo en niños menores de doce meses. La inclusión de esta información en el etiquetado de los productos podría contribuir a disminuir la incidencia de la enfermedad.

El canal digestivo de los menores de un año no es lo suficientemente ácido para destruir las esporas del *C. botulinum*, por eso llamo tu atención sobre este asunto. En España es bastante habitual tratar los cólicos intestinales de los lactantes con infusiones. Una práctica, en mi opinión, sin sentido y arriesgada, se mire por donde se mire. En cuanto a la miel, y dado que recibo tantas consultas sobre ella (aprovecho la ocasión para remarcar que contiene esencialmente azúcar y poca cosa más...), añadiré algo. La Autoridad Europea de Seguridad Alimentaria (EFSA en sus siglas en inglés) considera que la miel no produce ninguno de estos beneficios que le otorgan muchos terapeutas alternativos (o vendedores de miel, claro):

- Propiedades antioxidantes.
- Efectos beneficiosos sobre el sistema inmune.
- Estimulación del metabolismo.
- Mejora de la salud respiratoria.
- Protección de las células del envejecimiento prematuro.

Quien atribuya cualquiera de las anteriores propiedades (u otras por el estilo) a la miel, además de mentir, está incurriendo en la ilegalidad: los dictámenes de la EFSA tienen carácter legislativo en toda Europa.

RAULITO Y LA PROTEÍNA

La Organización Mundial de la Salud (OMS) advierte que la incorporación temprana de gran cantidad de cárnicos redunda en una alta ingesta de proteína. Casi todos los alimentos contienen proteína, pero las carnes tienen bastante. Raulito, que tiene 9 meses y pesa XX kilos, debería ingerir unos 14 gramos de proteína al día. No anotes el dato, sólo es una cifra con sentido para profesionales (por eso no he detallado cuánto pesa Raulito, no vaya a ser que coincida con el peso de tu hijo y te líes a hacer cálculos innecesarios). Pues bien, ¿cubrirá su ingesta recomendada de proteína si sus papis consiguen que se tome 50 gramos de «pollito» para comer, y para cenar tome o bien una «tortillita» de un huevo o bien 60 gramos de «pescadito», además del medio litro de leche (materna o artificial) de rigor? Los cálculos revelan que Raulito se ha metido entre pecho y espalda nada menos que 35,3 gramos de proteína. Es decir, ha multiplicado por 2,5 las recomendaciones (que ya estaban estimadas al alza). El caso de Raulito no es la excepción, sino la norma.

Esta elevada ingesta podría generar efectos adversos (sobrecarga de hígado y riñón e incluso más probabilidades de padecer obesidad). Es rarísimo que los bebés europeos tengan deficiencias de proteína. Más bien toman demasiada.

Los lácteos en el período de alimentación complementaria

De entre los alimentos listados anteriormente, los lácteos son los que más dudas generan entre los padres y las madres que acuden al profesional sanitario. ¿Hemos de impedir que un niño amamantado tome leche de vaca o derivados? O, al contrario, ¿hemos de promoverlo? ¿Y los bebés que no toman pecho?

¿Leche de vaca o leche artificial? Lamentablemente, las respuestas no son monosilábicas. Intentaré ser breve.

Bebés amamantados a demanda

La leche materna, además de materna, también es leche. Un bebé que mama a demanda no necesita la leche de una vaca: la de su madre es infinitamente mejor. ¿Sabías que cuanto más tiempo lleva tu bebé mamando de tus pechos, más calorías contiene tu leche? Recuérdaselo al que te insinúe que destetes a tu niño porque tu leche ya no lo alimenta. Si no se convence, invítalo a un paseo por el número de septiembre de 2005 de la revista *Pediatrics*. Te estarás preguntando ahora si cometemos un crimen de guerra al ofrecer a este bebé leche de vaca. Pues depende. Con la leche de vaca sin adaptar (es decir, la que tienes en la nevera) ponemos al niño en un riesgo injustificado. La proteína de la leche sin tratar puede provocar pérdidas ocultas de sangre gastrointestinal en bebés menores de un año, aunque dependerá de la dosis. En cualquier caso, se trata de una condición que va mejorando con el tiempo y que desaparece sobre los doce meses. ¿Y si le damos leche artificial? También depende. Si toma una gran cantidad, el bebé quedará saciado y dejará de mamar. Al no mamar, no se estimulará la producción de leche en los pechos de su madre, con lo que ésta producirá menos leche de la que el bebé necesita. Y ahí empezará un círculo vicioso que acostumbra a acabar con el fracaso de la leche materna. Sea como sea, estamos hablando de un bebé que toma leche de mamá a demanda (mama un mínimo de cinco veces al día). ¿Qué necesidad tiene la criatura de ingerir otra leche de peor calidad?

Bebés amamantados, pero poco, o bebés no amamantados

Por diversos motivos, muchos bebés a partir del sexto mes, maman poco (ej: una vez antes de dormir). Muy probablemente ya tomen otros alimentos. Pero la leche, sea materna o artificial, debe aportar, como vengo repitiendo a modo de letanía, la mayoría de las calorías que precisan los menores de un año (por eso se los llama «lactantes»), así que las madres de bebés que maman «poco» deberían incrementar el número de tomas. Si la madre no puede (ej.: por motivos laborales) o no quiere, el niño debería tomar leche artificial para bebés. De modo que a un bebé amamantado, pero poco, es conveniente que le aumentemos las tomas o, en su defecto, que le demos leche artificial. Conviene ofrecerle alrededor de medio litro de leche al día, hasta el año. ¿Tu niño no bebe tanta leche? Me parecerá estupendo siempre que no estés limitándole la leche, como si fuera un racionamiento militar. Si le pones un biberón de 80, y se lo toma entero, la siguiente vez que sea de 100. Si te toca tirar 10 mililitros, es que tu hijo necesitaba 90; no hay otra explicación. Y en cuanto a los bebés no amamantados, repito una vez más lo ya dicho: la leche artificial es, por ahora, lo prioritario. Te recuerdo que las necesidades calóricas de los bebés son muy variables y que su apetito es un buen marcador de ellas, por eso utilizo la palabra «ofrecer».

Sugerencias para alimentar a nuestro bebé

Voy a formularte cinco preguntas que requieren ser respondidas para seguir adelante, y a continuación enumeraré una serie de sugerencias.

Primera cuestión: ¿Tienes claro que no debemos insistir para que nuestros hijos coman algo que no quieren, más cantidad de la que desean o más rápido de lo que pueden? Existe una máxima universalmente aceptada a este respecto, que bien podría convertirse en un nuevo axioma de la ley de Murphy: cuanto más interés tenemos en que nuestro bebé coma algo que hemos preparado para él, menos probabilidades hay de que a él le apetezca comérselo. Si buscas aquí recetas para conseguir que tu hijo coma más, te equivocas de libro. Ten en cuenta que el estómago de tu hijo es muchísimo más pequeño que el tuyo, así que lo normal es que coma poco. Es más, la extendida tendencia de obligar a los niños a comer por encima de su apetito guarda una estrecha relación con la aparición de aversiones y con la obesidad. No es cosa de broma, teniendo en cuenta que España ostenta récords mundiales en obesidad infantil. Los datos más recientes (estudio Aladino) indican que el 45,2% de los niños de seis a diez años tiene exceso de peso. Tanto tú como yo queremos que tu hijo crezca, pero a lo alto, no a lo ancho. No pretendas que coma más de lo que concluyen sus innatas sensaciones de hambre y saciedad.

Vayamos con la segunda pregunta: ¿Ya has entendido que los alimentos los incorporamos de uno en uno, valorando la tolerancia del niño (sin caer en la obsesión)? Un pescado rebozado lleva: aceite, pescado, huevo, harina y pan rallado. En otras palabras, le estás dando cinco alimentos en uno.

Tercer asunto: ¿Entendiste que no existe un orden prefijado por parte de los organismos con autoridad en la materia en la aparición de los alimentos en la dieta de tu bebé? Es irrelevante si lo primero que se lleva a la boca tu hijo es la patata hervida o el arroz.

Penúltimo interrogante: ¿Me expliqué bien cuando comenté que *no* debemos priorizar, en esta etapa, las frutas y las hortalizas sobre el resto de los alimentos? Tienen pocas calorías, y sin calorías tu bebé no crecerá correctamente.

Y para acabar: ¿Recuerdas que la dieta de nuestros bebés en esta edad debe basarse sobre todo en leche materna o, en su defecto, artificial? Si has respondido «sí a todo», y teniendo como único objetivo que el momento de la comida sea divertido, te ofrezco a continuación algunas sugerencias para que tu hijo disfrute mientras explora su autonomía. En realidad, sólo es una invitación para que pongas en un papel tus propias «recetas» o alimentos, que serán sin duda mejor aceptadas por tu hijo, ya que el olfato de tu bebé probablemente reconocerá lo que cocinabas en casa mientras él estaba tomando de forma exclusiva leche materna o artificial:

- Verduras hervidas (blanditas): brócoli, judía verde, zanahoria, etc.
- Albóndigas (con un poquito de carne o a base de patata con judías blancas, o de zanahoria con pescado...).
- Buñuelos de fruta, de verdura, de legumbres, de patata, de bacalao, etc.
- Croquetas de carne, pescado, legumbres o verduras (podemos hacer la bechamel con un caldo, con leche materna o con leche artificial).
- Trocitos de pescado rebozado (mejor casero, porque su cantidad de sal es menor).
- Legumbres (garbanzos, lentejas, judías) bien cocinados (blanditos).
- Hummus (puré de garbanzos).
- Tartaletas rellenas (de puré de patata y lentejas, por ejemplo).
- Tempura vegetal.
- Una tostadita (de pan con y sin gluten) untada con tomate maduro, como una minipizza casera (con aceite de oliva en vez de queso).
- Pasta italiana (macarrones, espaguetis, tortellinis) con un poquito de carne o de soja texturizada.
- Tortitas caseras de arroz.
- Fruta «a la romana» (es decir, rebozada).
- Macedonia con trocitos que puedan coger sus manitas.
- Un bol con trocitos de aguacate maduro.

Comprueba, en cualquiera de las propuestas, que nada de lo que le ofrezcas queme. Pruébalo tú primero, no hay mejor test. Revisa, igualmente, que la textura sea compatible con su capacidad de deglutir, y que haya siempre un adulto vigilándolo (esto es válido para toda la infancia, tanto durante el momento de la comida como en cualquier otro momento del día). ¿Por qué no he puesto los clásicos potitos o cereales instantáneos para bebés? Porque, además de tener estos últimos un exceso de azúcar como bien sugiere la Unión Europea en un documento titulado

«Alimentación de los lactantes y de los niños pequeños», el uso de productos comerciales puede retrasar la aceptación de la dieta familiar por parte del niño y suponer una carga económica difícil de sostener.

Cierro este apartado con una tabla que he elaborado tomando como base una serie de recomendaciones muy sensatas de la Asociación Americana de Dietética, entidad que, con muy buen criterio, diferencia las responsabilidades que cabe atribuir a los padres y al propio bebé.

DIVISIÓN DE RESPONSABILIDADES	
Responsabilidades de los adultos	**Responsabilidades del bebé**
Escoger qué alimento presentamos, cómo lo presentamos y en qué momento del día lo ofrecemos.	Decidir si quiere comer y cuánto quiere comer. La respuesta a la pregunta ¿es su hora de comer? sólo la tiene tu bebé. Hazle caso.
Decidir si la comida tiene la textura adecuada para que el bebé pueda deglutirla sin problemas en función de sus capacidades.	Decidir si quiere (y puede) tragarse lo que le ofrecemos.
Escoger un sitio cómodo para nuestro bebé, priorizando que esté en nuestros brazos o bien encima o muy cerca de nosotros (vamos, a la mesa con nosotros, mientras sus papás comemos).	Decidir si quiere sentarse contigo o si prefiere estar en otro sitio.
Ubicar a nuestro bebé en un sitio desde el que pueda visualizar la comida (hay tronas en las que parece que el bebé está repantingado viendo una telenovela, más que dispuesto para comer).	Tocar la comida con sus manitas, si así lo desea. ¿Te comerías tú algo sin saber qué es?
Hablarle al niño con voz tranquila, sin intención de distraerlo ni entretenerlo para que coma.	Dictaminar cuándo ha terminado de comer (bien volviendo la cabeza o interponiendo la mano entre su boca y la comida).

«Baby-led weaning»: porque una imagen vale más que mil palabras

El listado de sugerencias que he detallado en el apartado anterior provocará inevitablemente que tu hijo se manche. Eso se traduce en disponer de más ropa en casa, cambiarlo después de la comida (algo que no suele ser tarea fácil) y no olvidarnos del babero. Sin embargo, algunos/as creemos que el espectáculo de nuestro precioso bebé disfrutando como un loco mientras estruja con todas sus fuerzas un trozo de plátano compensa una lavadora de más. Esto me lleva a exponer una reflexión en torno a la necesidad (o no) de que nuestro hijo coma con autonomía. Los adultos que tenemos a nuestro cargo un bebé podemos optar por tres posibilidades a la hora de alimentarlo:

1. La primera es darle nosotros de comer porque si come solo se mancha, porque come poco o porque lo hace mal. Puede que el bebé acepte a regañadientes esa ayuda desinteresada (desde que nacen aspiran a ser «mayores»), pero llegará un día, tarde o temprano, en que será necesario que haga sus tareas él solo. Y si persistimos en empeñarnos en hacérselo todo, para que esté bien hecho y para ahorrar tiempo, puede que el pobre no tenga la destreza necesaria para dichas tareas hasta mucho tiempo después.

2. La segunda posibilidad es que los adultos, rotundamente convencidos de que nuestro bebé ya es mayorcito, pretendamos obligarlo a que «espabile». Acabará resentido, lógicamente, y no aprenderá antes. Es como querer que hable o que ande antes de tiempo: absurdo. Todo niño acaba hablando y andando. De hecho, muchos de los padres que ansiaban que su hijo anduviera o hablara pronto ahora se quejan de lo mucho que se mueve o de que «no hay quien lo calle».

3. En cuanto a la tercera posibilidad, la más sensata, es ayudarlo cuando lo pida, y dejar que sea autónomo también

cuando lo pida. Así le demostramos nuestro cariño y apoyo, al tiempo que lo estimulamos para probar novedades, con sus particulares texturas, olores y sabores.

Esto nos lleva a YouTube, que recoge decenas de recomendables vídeos que muestran cómo los bebés, cuando están preparados, son perfectamente capaces de alimentarse por sí mismos sin papillas o triturados. Basta con que pongas en la casilla de búsqueda estas tres palabras «Baby led weaning». Esta frase inglesa podría traducirse como: «Bebé al que se permite que se alimente por sí solo en el período de alimentación complementaria». La traducción es un pelín más larga, ¿eh? Cosas de los idiomas. El baby-led weaning sería la antítesis de alimentar a nuestro hijo con una cuchara y haciendo el avión.

Que «los bebés toman papillas» es algo tan obvio como que «los bebés dicen ajo». Quizá por ello no llegamos a discutir si es o no tan verdad como parece. Pero ni todos los bebés toman papillas, ni todos los bebés dicen «ajo». Los comités de expertos en nutrición pediátrica sólo hablan de cuánta energía y de cuántos nutrientes necesitan los bebés, pero sus indicaciones sobre la «indiscutible» papilla son nulas. Sin embargo, los profesionales sanitarios tienden a transcribir las recomendaciones nutritivas al formato papilla de manera automática. Así es como nacen indicaciones presuntamente exactas de cómo hay que hacer la papilla de nuestro bebé (esa que no se comerá...). Lo cierto es que un precioso recipiente decorado con un siempre contento Mickey Mouse, relleno de una papilla laboriosamente preparada y concienzudamente calculada para que cubra todas las recomendaciones nutricionales de nuestro bebé de, pongamos, siete meses (especulativas en su mayor parte), es terreno abonado para la frustración, sobre todo si tienes un vecino jactándose de lo bien que come su Manolito.

En la mayoría de las ocasiones, nuestro experto catador decidirá que prefiere un par de cucharaditas de la paella de la abuela, o cuatro macarrones con su pringoso sofrito de cebolla y tomate, o un par de desdentados mordiscos a una albóndiga casera o a un plátano maduro. A favor del triturado está que contiene los alimentos que queremos, o que quiere alguien que ha decidido por tu hijo. En contra, que puedo verme tentado a presionar al niño para que se lo acabe (nada recomendable), que los niños suelen preferir comer lo que comemos los mayores, y que si quiero que mi niño acabe comiendo comida, y no papillas, mejor será que empiece cuanto antes a ofrecérsela en su formato original y no en «versiones» que no acaba de entender. Además, cuando los niños comen una papilla no identifican su contenido, lo que impide que descubran y reconozcan por su forma nuevos alimentos.

Jamás te apuntarías a un curso de natación donde te enseñasen a nadar en un gimnasio. Ni aprenderías a ir en bici montándote en un patinete. La natación se aprende en el agua; el ciclismo, en una bicicleta, y a comer, pues comiendo comida, no papillas. Para ello no es preciso que hagas algo especial; los bebés vienen de serie con dos manitas de lo más inquietas, deseosas de llevar a su boca cuanto encuentran a su alrededor. Deja que manipule la comida, que la explore, que la saboree y que la disfrute. Si se mancha, graba la escena, guárdala como oro en paño veinticinco años y enséñasela a tu hijo cuando sea padre y te diga «la que me está liando tu nieto».

Si a nuestro vástago o a nuestra heredera no le preparamos papillas especiales ni triturados, ni purés, ni nada similar, le hacemos varios favores. Al ofrecerle alimentos cortados en trocitos permitimos que puedan comer de forma autónoma. Si introducimos nosotros la comida en la boca del bebé existen más probabilidades de que se atragante. Sin embargo, si es él quien decide qué y cuánto se lleva a la boca con sus propias manitas, acaba controlando mejor la masticación y la deglución. De este modo, también le permitimos desarrollar distintas habilidades que necesita para comer. Hay más: aprenden primero a masticar (o algo parecido, porque no tienen dientes) y más tarde a tragar, algo del todo lógico. Con las papillas sucede al revés: primero aprenden a tragar, y luego, cuando les ofrecemos alimentos sólidos, pretendemos que mastiquen antes de tragar (¿cómo, si nunca le hemos dado comida sin triturar?). Por último, uno de los nada desdeñables riesgos de los purés es que tarde o temprano alguien acaba por sugerir una combinación que Arguiñano calificaría a buen seguro de «atentado culinario», como por ejemplo papilla de pescado y fruta.

Me veo obligado a traer a colación, de nuevo, al pediatra Carlos González, porque sus explicaciones diferenciando cuándo un niño se atraganta o se ahoga son la mar de pertinentes. Ante la duda existencial: ¿qué puedo hacer para evitar que se atragante?, Carlos propone las siguientes reflexiones:

> Se atragantará, seguro. Lo mismo que, cuando empiece a caminar, se caerá. Y se volverá a levantar. Una cosa es atragantarse y otra es ahogarse. «Atragantarse» significa que la comida se queda enganchada a medio camino hacia el estómago. [...] Todos nos atragantamos de vez en cuando; los niños están aprendiendo a comer, y se atragantan más. Simplemente hacen un esfuerzo, o tosen, o carraspean, o hacen ruidos extraños, y se acaban de tragar el trozo, o lo echan, o lo echan y luego se lo vuelven a tragar. A esta edad, normalmente se atragantan y se quedan tan tranquilos y siguen comiendo. Lo intentan una y otra vez, no se asustan, no se rinden. [...]
>
> Ahogarse, en cambio, significa que la comida se va hacia el pulmón. Eso ocurre casi exclusivamente con alimentos duros y redondeados: cacahuetes, avellanas, pipas, almendras, caramelos... al irlos a morder pueden salir disparados y meterse en la tráquea. [...] Algunos alimentos especialmente duros, como zanahorias crudas [...] pueden dar problemas porque se parten en trocitos pequeños y duros. La zanahoria se puede hervir; la manzana, rayar o cortar en láminas, como si fuera jamón.

Los signos de peligro de un ahogamiento verdadero son, según MedlinePlus (Instituto Nacional de la Salud de Estados Unidos):

- Incapacidad para llorar o hacer mucho ruido.
- Tos débil e improductiva.

- Sonidos suaves o chillones al inhalar.
- Dificultad para respirar: las costillas y el pecho se retractan.
- Color azuloso de la piel.
- Pérdida del conocimiento, si la obstrucción no se alivia.

En tal caso seguiremos los pasos detallados en el Anexo 6.

Si eres un profesional sanitario, y los vídeos de YouTube o los argumentos anteriores no te convencen, te sugiero echar un vistazo a algunos de los estudios que sobre este tema recoge la base de datos *PubMed* (www.pubmed.gov), para que saques tus propias conclusiones. Utiliza para ello la siguiente estrategia de búsqueda: (baby[Title]) AND (weaning[Title]).

Llegados a este punto, he de confesar que a mi primera hija le hice todas las papillas habidas y por haber. Ninguna era santo de su devoción. Con las dos siguientes no cometí (cometimos) el mismo error. Oscar Wilde me diría, con razón, que «la experiencia es el nombre que damos a nuestras equivocaciones».

ALIMENTACIÓN A PARTIR DEL AÑITO

A partir del año, la mayoría de los bebés (pero no todos) pueden comer lo mismo que el resto de la familia, aunque conviene tener en cuenta que sus gustos, preferencias y, sobre todo, su apetito son diferentes a los de los adultos; entender y respetar esto es la llave maestra para alcanzar el éxito. El riesgo de que se ahogue sigue estando presente, así que es mejor tener cuidado con lo que pueda quedarse obturado en la tráquea, como en el caso de frutos secos, uvas, zanahoria cruda, etc. La leche (materna o de vaca) seguirá teniendo un peso importante en la dieta del bebé, así que no te extrañe que tu hijo tome todavía pocas frutas y hortalizas. Apostaría algo a que tú no cubres los 600 gramos diarios de frutas y hortalizas que las autoridades sanitarias aconsejan ingerir, como mínimo, a todo adulto que se precie...

Apetito: errático e impredecible

Algo que suele suceder a partir del año es una disminución del apetito del niño. Es normal, por consiguiente, que muchos padres se asusten: ¡mi hijo comía más hace unos meses! Veamos: un bebé de un mes dedica la friolera del 35 % de las calorías que toma a crecer, porque tiene que triplicar en un año el peso que tenía cuando nació. Sin embargo, ese mismo bebé, al cumplir un año, sólo destina un 3 % de las calorías que toma a crecer. Dicho porcentaje basta para el crecimiento lento que se produce a partir de entonces. Esa cifra sólo aumentará un 1 % en la pubertad (un incremento insignificante) y disminuirá pasada dicha etapa. La Academia Americana de Pediatría explica que no es de extrañar que el apetito de los niños mayores de un año sea «errático e impredecible». La preocupación de los padres al ver que su hijo cada vez come menos es comprensible, pero está injustificada. Los profesionales sanitarios deberíamos tranquilizarlos y decirles que lo que pasa es correcto e incluso deseable. El sabio mecanismo «hambre-saciedad» se ha adaptado, con la precisión de un reloj suizo, al lento desarrollo del niño.

Si no toma fruta, ¿le doy zumo?

Pese a que jamás he leído o escuchado a ningún comité de expertos en nutrición infantil recomendar el consumo de zumos de fruta, cada día aumenta el número de bebés que los toman. Seguramente debe ser porque sus padres piensan que si la fruta es buena, el zumo también lo será. Pues ni la fruta es *tan* buena en bebés (porque tiene la mitad de calorías que la leche materna o artificial) ni los zumos de fruta pueden equipararse a la fruta entera. Sean caseros o comerciales, los zumos de fruta en bebés se han asociado tanto a retrasos en el crecimiento durante la infancia como a obesidad ya en la edad adulta. Y si se ofrecen en biberón, promueven la caries dental, así que cuantos menos zumos, mejor.

En un estudio llevado a cabo en Estados Unidos se evaluó la ingesta de más de 3.000 niños de 4 a 24 meses y se observó que los zumos de fruta y las bebidas con aroma de fruta fueron la segunda y tercera fuente de energía, respectivamente. Inaceptable. El consumo actual de zumos en niños españoles debe ser claramente restringido por su asociación con la obesidad infantil: kilocaloría por kilocaloría, el zumo de fruta puede ser consumido más rápidamente que la fruta sin exprimir, además de no estimular la masticación. Encontrarás más información sobre este tema en el Anexo 5.

¿Y si no come nada de verdura?

El género al que pertenece tu bebé lleva la friolera de 2,5 millones de años en la tierra. Tu hijo, fiel prueba de la supervivencia del Homo sapiens, no necesitará comer verduras si es capaz de compensarlo comiendo más de otros alimentos. Muchos alimentos comparten propiedades nutricionales: las verduras comparten propiedades nutricionales con otros grupos de alimentos. Tu hijo crecerá divinamente si le ofreces, sin insistir, comida saludable. O dicho de otra manera: si tiene a su alcance muy poca comida superflua (chucherías, refrescos, helados, pasteles, bollería, *fast food*, etc.).

Sobre los lácteos

Por lo que respecta a los bebés que siguen mamando a demanda, no hace ninguna falta que tomen la leche de un animal distinto a su madre.

Sin embargo, si éste no es el caso, a partir del año, es recomendable abandonar paulatinamente tanto el biberón como la leche artificial. Es decir, la leche entera, el yogur o el queso

CREENCIAS SOBRE LA DIETA EQUILIBRADA EN BEBÉS	
Ciertas	**Erróneas**
Oferta de alimentos saludables.	Todos los grupos de alimentos en cada comida o papilla.
Correcta selección de los alimentos disponibles. Los niños regulan los nutrientes que necesitan con pocos alimentos (saludables, claro).	«Comer de todo» o «comer muy variado».
Los niños varían las calorías que comen en distintas comidas, en función de su sabio metabolismo.	Necesidad de horarios.
Un trocito de fruta es suficiente (recuerda: su estómago es pequeño). Cuantos menos zumos, aunque sean caseros, mejor que mejor.	Zumos de frutas para compensar que toma poca.
Pocos (o ninguno) productos azucarados.	El azúcar y el cacao les proporcionan energía.
Pequeñas raciones de carne o pescado (no más de 20-30 g de carne, o 30-40 g de pescado al día). Un bebé puede ser vegetariano, pero ello requiere informarse bien: www.goo.gl/QfxjL. Si te asesora un dietista-nutricionista experto en el tema, mejor.	Raciones de carne y/o pescado como las que suele tomar un adulto, y además en cada comida principal.
Flexibilidad en función del apetito del niño (que es «errático e impredecible»). Si no tiene hambre, es que no lo necesita. Si su falta de apetito se une a otros síntomas,[9] hay que acudir al pediatra.	Presionar para que coma o para que se acabe el plato.

9. Retrasos notables en el crecimiento, fatiga, apatía, mareos y mucosas y piel pálidas.

(pero poco, que lleva muchísima sal) ya pueden formar parte de la dieta. Las leches «de crecimiento», esas que nos venden para niños de uno a tres años, no son en absoluto necesarias. Los «expertos» que recomiendan estas leches no son en realidad expertos. Las asociaciones de referencia a nivel mundial opinan que a partir del año lo aconsejable es darles leche de vaca normal y corriente. La Organización de Consumidores y Usuarios, en el número 63 de su revista *OCU Salud*, revisó estas leches artificiales y de entre sus conclusiones destaca lo siguiente:

> Un vaso de leche de crecimiento puede tener las mismas calorías que tres vasos de leche de vaca. [...] La presencia de otros azúcares contribuye claramente a ese elevado valor energético de la leche de crecimiento. Además, no ayudan al niño a la hora de adquirir pautas correctas de alimentación.

SUSTANCIAS DE RIESGO EN DETERMINADOS ALIMENTOS

En los Anexos 2, 3 y 7 facilito información detallada y justificada sobre lo que voy a resumir a renglón seguido. Antes he hablado sobre dos productos polémicos: las infusiones y la miel, desaconsejados hasta el año e innecesarios desde entonces. Hablaré a continuación de cuatro sustancias cuyo elevado consumo puede ser arriesgado en nuestros hijos, que están presentes en unos pocos alimentos y que debemos tener en cuenta: el mercurio, el cadmio, los nitratos y el plomo.

Pez espada, tiburón, lucio, atún rojo o conservas de atún (mercurio)

Hasta los 3 años es mejor que nuestros niños no tomen pez espada, tiburón, lucio, atún rojo o conservas de atún, ya que estos peces acumulan una alta cantidad de mercurio, un metal pesado cuyo exceso puede provocar alteraciones en el desarrollo neuronal de los niños.

Cabeza del marisco y cuerpo de cangrejo o crustáceos similares a él (cadmio)

A lo largo de toda la infancia se desaconseja que los niños tomen de forma habitual: la cabeza de las gambas, de los langostinos o de las cigalas o el cuerpo de crustáceos similares al cangrejo. Presentan (los alimentos, no los niños) una notable cantidad de cadmio, un metal pesado que tiende a acumularse en el organismo, principalmente en el hígado y en el riñón, y cuya alta ingesta puede causar disfunción renal y desmineralización de los huesos, entre otros desórdenes.

Espinacas y acelgas (en función de la dosis) (nitratos)

No conviene incluir las espinacas ni las acelgas antes del primer año de vida. En caso de hacerlo, el contenido de dichas verduras no debería exceder el 20 % del contenido total del plato. En niños de entre 1 y 3 años es aconsejable no ofrecerles más de un plato de espinacas y/o acelgas al día, muy especialmente si nuestro hijo presenta una infección bacteriana gastrointestinal. Esta limitación obedece a que estas verduras tienen unas sustancias llamadas nitratos que en nuestro cuerpo se transforman en nitritos. Estos últimos, cuando alcanzan altas concentraciones, pueden llegar a afectar a bebés y a niños pequeños, particularmente si arrastran en esos momentos una infección bacteriana.

Estas dos hortalizas, tras cocinarlas, debemos conservarlas en el frigorífico si se las vamos a dar a nuestro hijo en ese mismo día, o guardarlas en el congelador en caso contrario.

Animales cazados con munición de plomo (plomo)

Los niños menores de 6 años no deberían consumir carne procedente de animales cazados con munición de plomo, dado que los fragmentos de plomo no pueden eliminarse con total seguridad y que los niños son más sensibles a los efectos perjudiciales del plomo sobre la salud.

Calendario de incorporación de alimentos

A la vista de tanto calendario sin sentido que pulula por ahí, un día me tomé la molestia de elaborar uno. Y ya puestos, hice dos diferentes pero complementarios. Gozas de todo mi apoyo y simpatía si quieres difundirlos por doquier.

CALENDARIO «ORIENTATIVO» DE INCORPORACIÓN DE ALIMENTOS (NO TE LO TOMES AL PIE DE LA LETRA, QUE NO ES UNA SAGRADA ESCRITURA)	
Hasta el sexto mes de vida	• Darle sólo leche. Es aconsejable no incorporar nada en la dieta del bebé, salvo que 1) se siente, mantenga la cabeza erguida, 2) coordine ojos, manos y boca para mirar al alimento, cogerlo y metérselo en la boca, y 3) pueda y quiera tragárselo sin problemas (es raro que estos tres signos aparezcan antes del sexto mes).
A partir del sexto mes (poco más o menos)	• Si el bebé cumple las tres características descritas en el apartado anterior, le ofreceremos, poco a poco, alimentos típicos del menú familiar (saludable).

Continúa

CALENDARIO «ORIENTATIVO» DE INCORPORACIÓN DE ALIMENTOS (NO TE LO TOMES AL PIE DE LA LETRA, QUE NO ES UNA SAGRADA ESCRITURA)	
A partir del sexto mes (poco más o menos)	• Evitaremos: – los alimentos sólidos con los que podría ahogarse (ej: cerezas enteras, zanahoria cruda, etc.) – los desnatados – los zumos (no más de medio vaso al día, como máximo) – los lácteos (excepto la leche artificial en bebés no amamantados a demanda) – la sal y los alimentos salados (olivas, quesos, embutidos) – la miel – las infusiones – pez espada, tiburón, lucio, atún rojo o conservas de atún – carne de animales cazados con munición de plomo – las espinacas o acelgas (si estas dos verduras se incluyen en pequeñas cantidades, no hay problema).
A partir del año	• Aplicar lo indicado en el apartado anterior, si bien ya podemos añadir una pizca de sal (yodada) a su comida, así como espinacas o acelgas (no más de un plato al día). – El bebé ya puede beber leche entera (la que suele comprarse en tetrabrik) u otros lácteos. – Si utiliza biberón, es mejor que empiece a sustituirlo por un vaso.

Alimento o grupo de alimentos	Aparición y duración aproximada en la dieta del bebé (tampoco te lo tomes como un «dogma de fe»)				
	0-6 meses	6-12 meses	12-24 meses	24 meses – 3 años	≥ 3 años
Leche materna	X	X	X	X	X
Leche artificial (en bebés que no toman leche materna)	X	X			
Cereales —pan, arroz, pasta, etc.— (con o sin gluten), frutas, hortalizas, legumbres, huevos, frutos secos chafados o molidos, carnes y pescado (excepto los pescados, carnes y verduras detallados más abajo)		X	X	X	X
Leche entera y derivados lácteos (yogures, queso)			X	X	X
Un plato único de espinacas o acelgas			X[a]	X[a]	X[a]
Cabeza de gambas, de langostinos, de cigalas o el cuerpo de crustáceos similares al cangrejo			X[b]	X[b]	X[b]
Sólidos con los que puede ahogarse (ej: frutos secos enteros, palomitas de maíz, uvas enteras, etc.)					X
Pez espada, tiburón, lucio, atún rojo o conservas de atún					X[c]
Carne de animales cazados con munición de plomo (desaconsejada en menores de 6 años)					

[a] No más de 1 plato/día.
[b] No consumo habitual.
[c] (Máximo 50 g/semana, y no consumir ningún otro pescado de esta categoría en la misma semana).

4

Alimentación en niños mayores de dos años y adolescentes

> El ejemplo es una lección que todos los hombres pueden leer.
>
> MORRIS WEST

He dividido este capítulo en dos etapas: desde los dos años hasta el inicio de la adolescencia, y desde entonces hasta que tu niño cumpla la edad que tú tienes mientras lees estas líneas. Podrían formar una sola, la verdad, porque las bases de la alimentación no cambian a partir de los dos años, pero la adolescencia tiene una serie de particularidades que requieren que escojamos, para enfocarla con nuestro «objetivo», un sistema de lentes apropiado.

DESDE LOS DOS AÑOS HASTA LA ADOLESCENCIA

Otra «frase maldita»

«Tan grande y todavía le dan el pecho, si es que...» (sic). En el capítulo anterior empecé con una frase similar, y aquí no iba a ser menos. ¿Presuponías que te encontrarías de nuevo en este apartado con la lactancia materna? Acertaste, vuelvo a las andadas. Si no hablo de ella, se me puede acusar no de despiste o de desidia, sino de incumplir mis obligaciones profesionales. Son palabras mayores, resumidas en el término jurídico «mala praxis»: omitir la importancia de la lactancia para la salud maternoinfantil puede provocar daños permanentes. Es mi deber, por tanto, gritar al viento lo siguiente:

> La lactancia en un niño mayor de dos años sigue protegiéndolo frente a muchas enfermedades, y mejora su inteligencia y su salud emocional.

Así de contundente se expresa la Asociación Española de Pediatría, una conclusión que comparte con cualquier otro estamento nacional o internacional con autoridad en la materia, como la OMS o la Academia Americana de Pediatría. Si a ello le sumas unos cuantos beneficios para la mamá, como una disminución en su riesgo de padecer obesidad, diabetes tipo 2 o cáncer de mama y de ovario, sin que ello le suponga ningún perjuicio ni físico ni estético (repasa el recuadro del capítulo 2), comprenderás que es saludable dar la espalda a todo el que da consejos no pedidos tales como «deberías destetar a tu hijo de cinco años, ¿no crees que ya es mayorcito?». Amén de que ofrecer críticas o consejos no solicitados constituye una falta de educación, en este o en cualquier otro ámbito.

Uno de los (¡muchos!) libros de texto de mi hija mayor, que ahora tiene doce años, habla sobre la alimentación en la infancia. Como no se le escapa una, hace cosa de un mes se dio cuenta de que una frase cojeaba: «La lactancia materna es lo que toma el niño en los primeros meses de vida». Indignante. ¿Cómo se llama entonces lo que toma en el segundo año de vida? ¿Y en el tercero, cuarto, quinto, etc.? Tras leer la renqueante frase me surgió una pregunta: ¿Se trata de un caso aislado? Me zambullí un poco en el tema... y tuve que volver a la superficie precipitadamente y falto de oxígeno. Un estudio español, publicado en enero de 2011 en *BMC Public Health*, revisó los mensajes relacionados con la salud que aparecían en 237 libros de texto utilizados en escuelas españolas de educación primaria y secundaria. Menos del 15 % de dichos mensajes estaban basados en algún grado de evidencia conocido (alta, media o baja) y casi una cuarta parte de ellos presentaba un nivel de evidencia desconocido. En junio del mismo año, Sánchez Bueno y colaboradores comentaron este estudio en la revista *Evidencias en Pediatría*, incluyendo esta acertada reflexión:

[...] urge que las instituciones oficiales sanitarias y de enseñanza revisen a fondo esta cuestión. Las recomendaciones sobre salud presentes en los libros de texto deben basarse en las mejores pruebas disponibles.

En este tipo de pruebas, las mejores disponibles, se basa el Comité de Lactancia Materna de la Asociación Española de Pediatría, cuando apunta, en su libro *Lactancia materna: guía para profesionales*, que «la edad de destete natural correspondiente a los humanos estaría entre los dos años y medio y los siete años» y que «a partir del primer año el lactante amamantado rara vez se desteta voluntariamente antes de los cuatro años». Luis Ruiz, el pediatra cuyo epílogo cierra este libro, lleva media vida explicando que los dientes de leche reciben este nombre porque son los que hemos usado los seres humanos durante miles de años mientras nos alimentábamos de leche... materna. Resulta que la lactancia materna, como el ingenio, no tiene límites de ningún tipo: dura todo el tiempo que madre e hijo decidan.

Alimentación como los adultos... sanos

Hasta los seis meses de vida (aproximadamente), los bebés sólo deberían tomar leche materna o artificial. A partir de ese momento y hasta el año, la leche seguirá siendo el grueso principal de la dieta del niño pero deberían empezar a aparecer en ella, poco a poco, alimentos saludables típicos del menú familiar. Desde que el bebé tiene un año y hasta que cumple los dos añitos, estamos ante un período de transición en el que los alimentos familiares deberían convertirse gradualmente en la principal fuente nutritiva. En el segundo cumpleaños ya no hay diferencias sustanciales en las recomendaciones nutricionales con respecto al adulto si no es por las cantidades. Es decir, las recomendaciones porcentuales para los distintos macronutrientes (proteínas, carbohidratos y grasas) son iguales en el chiquillo de dos años que en el adulto, aunque lógicamente el primero necesitará menos energía, lo que significa, en resumen, que debería comer lo mismo que un adulto que se alimenta saludablemente (¿existe?), pero en menor cantidad.

La alimentación a partir de los dos años se fundamenta, como digo, en los mismos pilares que la nuestra. Las pirámides de la alimentación, que habrás visto en varias ocasiones, llevan años intentando explicarnos, sin mucho éxito, dichos pilares: debemos comer más de lo que hay en la base de la pirámide (alimentos de origen vegetal) que de lo que hay en su cima (cárnicos —sobre todo carnes rojas y procesadas— y alimentos superfluos). Las bebidas alcohólicas, a todo esto, no están (o no deberían estar) dentro de esas pirámides. Quizá sería más eficaz resumir todos los consejos dietéticos en uno más breve pero categórico:

> No escoja usted alimentos superfluos más que ocasionalmente, coma más alimentos de origen vegetal, menos de origen animal, e incluya a diario frutas frescas enteras, verduras y hortalizas así como cereales, preferentemente integrales (pan, pasta, arroz, etc.).

Por si no me he explicado bien, lo digo de otra manera:

> Coma más alimentos de origen vegetal (frutas enteras, hortalizas, frutos secos, legumbres, cereales preferentemente integrales —pan, pasta, arroz, etc.—), menos de origen animal (pescados, lácteos —preferiblemente desnatados—, huevos y, sobre todo, cárnicos) y poquísimos alimentos superfluos.

Hablemos del pescado y de la carne. Tomar dos raciones de pescado a la semana es perfectamente compatible con una dieta saludable, pero transmitir el mensaje «cuanto más pescado, mejor» (es el más habitual) no es adecuado. Los beneficios asociados al consumo de pescado se producen, según los expertos, porque quien toma pescado no toma carne, y abusar de la carne (sea blanca —ej: pollo— o roja —ej: ternera—) aumenta el riesgo de padecer numerosas enfermedades. Uno de los estudios más sólidos sobre este tema fue el publicado en la revista *American Journal of Clinical Nutrition* en agosto de 2012. Tras cinco años de seguimiento de 103.455 varones y 270.348 mujeres, se observó que la ingesta total de carne se asociaba de forma positiva con la ganancia de peso. La asociación se mantuvo tras descartar factores que pudieran tergiversar el resultado (tabaquismo, sedentarismo, alcoholismo, etc.), y tanto para carnes rojas como para aves de corral o carnes procesadas. Según los autores, disminuir el consumo de carne mejoraría el control del peso corporal. Muchos otros estudios muestran que tomar mucha carne aumenta el riesgo de sufrir enfermedades graves (como diabetes, infartos o incluso cáncer). Es por ello que el editorial de marzo de 2009 de la revista *Archives of Internal Medicine* fue bautizado con este título: «Reducir el consumo de carne ejerce múltiples beneficios para la salud del mundo». En España tomamos mucha, pero que mucha carne. Así, es plausible que el consumo de pescado sea saludable porque es simplemente un marcador de un bajo consumo de carne, tal y como expresó la Universidad de Harvard en el número de febrero de 2007 de su revista, *HealthBeat*.

La cuestión es que si aumentamos mucho nuestro consumo de pescado se producen dos situaciones indeseables: ingerimos muchos contaminantes medioambientales (mercurio, cadmio, dioxinas, furanos, sustancias perfluoroalquiladas, etc.), cada vez más «bioacumulados» en él, y desplazamos el consumo de alimentos que nos protegen de forma clara de las enfermedades crónicas, los de origen vegetal. No estoy diciendo que sea «malo» comer carne o pescado, estoy indicando que su consumo no puede ser en absoluto mayor que el de los alimentos vegetales. Ver a tu primo no es malo, lo malo es si priorizas constantemente estar con él a estar con tu pareja o tus hijos, que son más importantes.

¿Son válidos estos consejos dietéticos para nuestros chiquillos? ¡Y tanto! Así que deja de leer, pela una zanahoria, córtala en tiras y ponlas en un plato bonito en el comedor. ¿Se las comerá tu hijo de dos años? Ni en sueños. Te las comerás tú, sin darte cuenta. Y ahí estás nutriendo a tu hijo: con el ejemplo cotidiano.

El binomio más eficaz para que coman saludablemente

Dar ejemplo y tener alimentos sanos a mano. Éste es el único «método» con base científica para conseguir que los niños acaben alimentándose de forma saludable. Los menores, mientras comemos delante de ellos trescientos sesenta y cinco días al año, no son meros observadores imparciales. Cada alimento que escogemos para llevarnos a la boca no pasa sin pena ni gloria por las pupilas de nuestro retoño. Llega a su cerebrito, que asimila y archiva nuestra selección (de entre las distintas opciones que hay a su alrededor), y ello conforma un mapa mental de lo que es normal y deseable utilizar como comida. Los niños aprenden por imitación: mimetizan muy pronto nuestras selecciones dietéticas, y tanto sus preferencias como sus aversiones hacia determinados alimentos están fuertemente condicionadas por el contexto familiar.

Nuestra influencia afectará a la manera de comer de nuestros hijos y también se extenderá a otros aspectos de su comportamiento, como si cruzan o no los semáforos en rojo, o como su educación a la hora de hablar. El siguiente párrafo, que te ruego leas con calma, pretende ilustrar esto.

Una palabrota en boca de un niño de tres años suena bastante mal a los oídos de un educador. Si el taco lo dice el adulto, la situación no es tan grave (sobre todo si no hay menores delante). Es como si el taco fuera demasiado grande para la estatura del niño. Todos los niños dicen algún taco de vez en cuando, y la experiencia te acaba demostrando que lo mejor que podemos hacer cuando el nuestro dice uno es no darle demasiada importancia... porque no la tiene. Algo distinto sucede con los menores que profieren palabros malsonantes continuamente. En la inmensa mayoría de los casos, sus padres enlazan juramentos con maldiciones, sin importarles un pimiento si el pobre corderito escucha o no. Es posible, además, que abronquen al niño con palabrotas si él dice una. Ladrones y policías a la vez.

Sustituyamos la palabrota por un helado y volvamos al principio.

Un Magnum Classic[10] en la boca de un niño de tres años es juzgado bastante mal a los ojos de un dietista-nutricionista. Si el helado se lo come un adulto, la situación no es tan grave (sobre todo si no hay menores delante). Es como si el helado fuera demasiado grande para la estatura del niño. Todos los niños toman algún helado de vez en cuando, y la experiencia te acaba demostrando que lo mejor que podemos hacer cuando el nuestro toma uno es no darle demasiada importancia... porque no la tiene (repasa la propuesta «No negar, no ofrecer» en la página 46). Algo distinto sucede con los menores que toman helados u otros alimentos superfluos continuamente. En la inmensa mayoría de los casos, tienen padres cuyos hábitos de vida (falta de ejercicio, tabaco, alcohol, alimentación desequilibrada) dejan que desear, sin importarles un pimiento si el pobre corderito los presencia o no. Es posible, además, que abronquen al niño porque no come alimentos sanos. Ladrones y policías a la vez.

Espero que no te hayas sentido identificado/a. Proporcionalmente, un helado (o cualquier otro alimento superfluo) es más «grande» para el niño que para ti. Como la palabrota. Basta con que repases la etiqueta del Magnum para comprobar que una unidad aporta el 13 % de la energía que se sitúa como referencia de ingesta «para un adulto» en todo un día... el 23 % de las grasas y (ojo al dato) el 60 % de las grasas saturadas, cuya alta ingesta sostenida en el tiempo eleva el riesgo de padecer una enfermedad cardiovascular (insuficiencia cardíaca, accidente cerebral vascular, enfermedad de las arterias coronarias, etc.). Pero he dicho «para un adulto», y además lo he puesto entre comillas a fin de que nadie se confunda. Los datos para un niño de tres años son

10. Helado de crema de vainilla con una capa gruesa de chocolate (peso = 87 gramos)

los siguientes: el helado le aporta, en referencia a sus recomendaciones de ingesta, el 26 % de la energía, el 45 % de las grasas totales y nada menos que el 109 % de las grasas saturadas. O dicho de otro modo: un Magnum contiene, aproximadamente, la cuarta parte de las calorías, casi la mitad de las grasas totales y supera el límite superior de las grasas saturadas que un niño de tres años debería tomar en todo un día. Las saturadas son unos nutrientes (sólidos a temperatura ambiente) que no es preciso ingerir con la dieta: nuestro cuerpo es perfectamente capaz de fabricarlos, y por eso, y porque en exceso son perjudiciales, no se establecen recomendaciones de ingesta, sino límites a no superar. Aunque he utilizado un Magnum para esta explicación, los datos son extrapolables a todos los «alimentos» de la «lista de Basulto» (páginas 32-36). Un «Auténtico pan de leche sin colorantes ni conservantes, elaborado con los mejores ingredientes» presenta un perfil nutricional bastante similar al del Magnum. ¡Come comida!

Las encuestas revelan que los congeladores de nuestros hogares, además de comida, tienen cajas con helados los doce meses del año (hace unos años sólo teníamos helados —y pocos— en verano), y que el resto de nuestra despensa rebosa calorías vacías. Y así nos va: ganándonos a pulso el liderazgo en la liga de la «obesidad infantil».

De lo explicado hasta ahora podemos extraer dos conclusiones:

1. Cuanto más pequeño sea tu hijo, más arriesgado será que tome a menudo alimentos con baja calidad nutricional: mejor que no caigan bajo la estela de su radar.
2. Así comes tú, así comerá tu hijo a medio-largo plazo (que es el importante).

Tu influencia no se limita a lo que le ofreces o pones a su alcance para comer, ni mucho menos a los consejos que puedas darle sobre alimentación (que cuantos menos sean, mejor), sino que la ejerces sobre todo a través del modelo que le ofreces mediante la película que protagonizas día tras día. Documentos la mar de serios detallan que el ejemplo que damos los padres o cuidadores es más eficaz a la hora de mejorar la alimentación del menor que los intentos de controlar su dieta. Una investigación publicada en *Public Health Nutrition* en febrero de 2009 incidió en este tema. Tras revisar sesenta estudios científicos, concluyó que el modelo positivo de los padres se asocia a un mayor consumo de frutas y hortalizas por parte de sus hijos.

Pese a que existe una predisposición genética de los niños hacia los alimentos ricos en energía, dicha tendencia (además de atenuarse con los años) se modifica en base a la experiencia, sobre la cual influye notablemente el rol que desempeñamos sus cuidadores.

Un estudio aparecido en noviembre de 2008 en la revista *Archives of Pediatric and Adolescent Medicine* mostró esto de manera práctica. Los investigadores expusieron a ciento veinte niños de entre dos y seis años a setenta y tres alimentos distintos y los instaron a que realizasen «la compra». Sus selecciones fueron muy similares a lo que los respectivos padres o cuidadores compraban de manera habitual.

Otras investigaciones reflejan este tipo de comportamiento. Aunque los niños valoran sus propias preferencias de sabor a la hora de seleccionar uno u otro alimento, la selección también tiene en cuenta las preferencias de los mayores a su cargo.

Intentemos, en resumen, brindar un buen ejemplo con nuestra conducta, dar menos sermones y practicar más lo que predicamos. O al menos no hagamos lo contrario de lo que queremos que hagan los niños. O los pacientes. Esta mañana, una enfermera de pediatría ha hecho una revisión a mi hija Ana (siete años) y le ha preguntado por su alimentación. Ana ha ido indicando lo que desayuna, almuerza, come, etc. Tras su respuesta (ejemplar), la enfermera le ha dicho que tiene que tomar más lechuga, comer de todo, no dejarse nada en el plato y otros tópicos inmortales, mientras que Olga (mi mujer) y yo nos mordíamos la lengua con cara de póquer. Hasta aquí todo bien. Pero al salir, Ana nos ha dicho: «¿Os habéis fijado en que tenía una lata de Coca-Cola encima de la mesa?». A lo que Olga y yo, tras la mentira piadosa de turno («No, cariño, no nos hemos dado cuenta»), nos hemos mirado, enviándonos el uno al otro el mismo mensaje telepático: ¿qué credibilidad tiene alguien que dogmatiza sobre la dieta sana mientras se toma uno de los alimentos que más contribuye al desequilibrio dietético en la infancia? Podría referirme aquí a los profesionales sanitarios que, en bata blanca, sitiaban la puerta del centro de salud fumando tranquilamente, transmitiendo un pésimo mensaje a todo paciente que entraba en él... pero será mejor dejarlo aquí. «Nada tan peligroso como un buen consejo acompañado de un mal ejemplo», decía Madame de Sablé.

Peculiaridades dietético-nutricionales en mayores de dos años

Calorías

Como he dicho varias veces, las recomendaciones dietéticas son las mismas para los mayores de dos años que para los adultos. En cualquier caso, si observamos cómo se alimentan los niños de esta edad, entenderemos que el objetivo a cumplir es que tomen suficientes nutrientes sin que ello suponga que tomen muchas calorías. Porque las toman. No sé si conoces una máxima que reza así: «Adipocito que se crea, adipocito que no se destruye». Las células que almacenan grasa, los adipocitos, se crean en la infancia. Cuanto peor sea nuestra alimentación en dicha época, y más sedentarios seamos, más adipocitos generaremos. En la edad adulta, si engordamos, prácticamente no creamos más adipocitos, sino que aumentamos su tamaño, «cebamos» a los que ya tenemos. Algo que es mucho más fácil que ocurra si tenemos muchos «de base». Y viceversa, al adelgazar no los destruimos, sólo disminuimos su tamaño. Cuando los adipocitos aumentan mucho su tamaño, generan sustancias peligrosas que pueden causar diabetes, hipertensión o incluso cáncer. Por ello y por lo difícil que es adelgazar con éxito, es por lo que resulta importantísima la prevención de la obesidad en la infancia.

Grasas saturadas

Además de calorías de más, los mayores de dos años toman demasiadas grasas saturadas, a las que me he referido previamente. La mantequilla, las galletas maría (¿galletitas?), los cárnicos, la pastelería o la bollería (ej: cruasán) ocupan los primeros puestos en el ranking de alimentos que más «saturan» a nuestros pequeños, pero la medalla de oro se la lleva el grupo de los lácteos (leche entera, queso, postres lácteos, etc.). Son datos del estudio enKid, que evaluó una muestra representativa de la población española infantil y juvenil. La leche sólo tiene un 3 % de materia grasa, pero dos terceras partes de su grasa es saturada (concretamente, ácido mirístico, que, en exceso, es uno de los mayores enemigos de nuestra salud cardiovascular). Los quesos presentan un panorama todavía peor, ya que pueden llegar a tener más de un 60 % de grasa. El queso «fresco» tiene un 15 % (cinco veces más que la leche entera). Por tanto, el exceso que existe hoy en el consumo de grasas saturadas nos deja frente a dos posibilidades:

- O bien tu hijo toma menos lácteos (los niños españoles toman demasiados —y no les falta calcio, como explico más adelante—).
- O bien pasa a tomar paulatinamente (los acelerones nunca traen nada bueno) lácteos desnatados.

Con dos raciones al día de lácteos es más que suficiente, entendiendo como «una ración» cualquiera de estas posibilidades:

- Un vaso de leche (200 ml).
- Un yogur.

- Dos cortes de queso (50-60 g).
- 1 terrina de queso fresco (70-80 g).

Aunque lo cierto es que no existen pruebas en la literatura científica que nos permitan establecer qué cantidad de lácteos se *aconseja* que tomen los menores sin meter un poco la pata. Una interesantísima revisión publicada en marzo de 2005 en la revista *Nutrition Reviews* concluía con la siguiente frase:

> Debido a la ausencia de consenso acerca del efecto de los lácteos [sobre la salud], particularmente en niños y adolescentes, no se puede establecer ninguna recomendación al respecto en las directrices dietéticas [...] hasta que no haya más estudios sobre este tema.

Nada ha cambiado desde 2005 hasta hoy.

Calcio

Un metaanálisis pendiente de publicar mientras escribo, llevado a cabo por el GREP-AEDN[11], ha evaluado la ingesta de calcio en población infantil española mediante la revisión de los estudios publicados en los últimos diez años (2002-2012). La conclusión no debería sorprenderte: no existe déficit de ingesta de este nutriente en ningún grupo de edad: «En base a estos datos, no debe recomendarse la ingesta de más calcio». Más categórico aún fue el resultado de un estudio publicado en la revista *European Journal of Clinical Nutrition* en agosto de 2003: los niños españoles toman el doble del calcio que necesitan. Si te interesa el tema, te sugiero que leas la carta al director que Eduard Baladia, Maria Manera y yo hemos publicado en el número tres (vol. 28) de la revista Nutrición Hospitalaria.

11. Grupo de Revisión, Estudio y Posicionamiento de la Asociación Española de Dietistas-Nutricionistas.

¿Por qué hemos de ingerir calcio? Para los huesos, ¿no es así? ¿Y si te digo que tomar mucho calcio, el nutriente estrella de los lácteos, no disminuye el riesgo de padecer fracturas óseas? Hagamos un somero repaso a la más reciente y sólida literatura científica centrada en lácteos y calcio: dos metaanálisis (máxima evidencia científica), uno de diciembre de 2007 (*American Journal of Clinical Nutrition*) y otro de abril de 2011 (*Journal of Bone and Mineral Research*) no han hallado efectos beneficiosos del calcio que ingerimos a partir de los lácteos sobre el riesgo de fractura. Un estudio prospectivo (61.433 mujeres seguidas durante 19 años) que encontrarás en la edición de mayo de 2011 del *British Medical Journal* tampoco ha observado dichos supuestos efectos beneficiosos.

Da el golpe de gracia a este tema el profesor Walter Willett, el segundo autor más citado en la literatura médica de las últimas décadas (después de Meir Stampfer, con quien coordina el Departamento de Nutrición de la Universidad de Harvard), cuando critica la extendida recomendación de ingerir tres raciones de lácteos al día. Según Willett, dicha recomendación «carece de fundamento científico» ya que hay una «clara falta de evidencias que prueben que la ingesta de lácteos proteja contra las fracturas óseas». Hallarás esta y otras memorables reflexiones en el número de octubre de 2011 de la revista *New England Journal of Medicine*.

Alimentos y bebidas con azúcar

El azúcar, aunque sea blanco, no tiene calcio. De hecho, no tiene ningún nutriente, salvo... azúcar. Lo mismo podemos decir del azúcar moreno y de la miel. «Pero no me negarás que los niños necesitan azúcar para su cerebro, para su energía, para crecer», me dijo el otro día un conocido, momento en el que dos tornillos y tres muelles imaginarios saltaron de mi cabeza. Poco conocido: no sabía de mi pasión por la nutrición. De saberlo se lo habría pensado dos veces, porque menuda filípica le solté al pobre. El azúcar es necesario para el cerebro humano, nadie lo niega, pero nuestro cuerpo es perfectísimamente capaz de generar ese azúcar a partir de los alimentos que ingerimos. ¿Cuántos años hace que se inventó el proceso de refinamiento capaz de producir azúcar? ¿Cuántos años hace que el ser humano puebla (o despuebla, según se mire) la tierra? El que «fabrica» nuestro cuerpo, sin embargo, no produce caries ni obesidad. Cosa que sí puede hacer el azúcar refinado escondido en la comida basura que nos sitia por doquier. Que conste que no hablo del azúcar presente de forma natural en las frutas enteras. La fruta entera, sea uva, plátano, melón o sandía, no engorda, no da malas digestiones, no fermenta y no hace más que darte salud. O, mejor dicho, no te la quita.

Continuemos con el azúcar añadido: una de las principales fuentes de energía en la infancia, además de las grasas, son los alimentos azucarados. Hay datos que señalan que la suma entre grasas sólidas y azúcares añadidos contribuye aproximadamente al 35 % de la ingesta calórica en la infancia. De entre los alimentos azucarados, los menos aconsejables son los (mal) llamados refrescos, por diversas razones, una de ellas relacionada con su poca capacidad saciante. Me explico: imaginémonos que estamos ante un niño que necesita 1.300 kilocalorías diarias para funcionar. Al tomar algo que tenga 130 kilocalorías, es lógico pensar que su cuerpo pasará a necesitar ese día 1.170 kilocalorías (1.300-130). Pero con estas bebidas no sucede así: cuando ese niño se toma las 130 kilocalorías que contiene una lata de bebida azucarada, su apetito le podría estar pidiendo 1.200 kilocalorías, en vez de las 1.170 que debería pedirle, por culpa de su baja capacidad saciante. Es decir, cada día que tome una bebida azucarada, ingerirá 30 kilocalorías de más (todas estas cifras son aproximadas y a modo de ejemplo). Por esa razón, el Departamento de Salud de Nueva York explica sin tabúes en un vídeo de YouTube que te recomiendo (www.goo.gl/0Etvm) que tomar una lata de bebida azucarada cada día puede hacernos engordar hasta 4,5 kilos al cabo de un año.

Las guías dietéticas, que se publican y actualizan cada cierto tiempo, han ido radicalizando su postura con el paso de los años al referirse a estas bebidas, a tal punto que hoy utilizan la palabra «evitar» para referirse a su frecuencia recomendada de ingesta. Evita tenerlas en casa y disminuirás el riesgo de que tus hijos padezcan obesidad, hipertensión o diabetes, entre otras enfermedades graves.

Fibra

El estudio del GREP-AEDN antes citado también revisó la ingesta de fibra dietética en la población infantil. Ahora voy a los resultados, pero antes permíteme que incida en este nutriente, porque pese a que tengo claro que todos asociamos con mucha alegría «calcio = huesos», la palabra «fibra» está bastante mal entendida. La fibra dietética es una sustancia que está casi exclusivamente en los alimentos de origen vegetal, y que se caracteriza por resistir a la digestión y la absorción del intestino delgado. Eso la convierte en una sustancia imprescindible para que hagamos bien la digestión, previniendo tanto las diarreas como el estreñimiento. No obstante, si bien es cierto que es necesaria para normalizar el funcionamiento de nuestro intestino, sus beneficios van mucho más allá. Un amplio estudio, dirigido por Crowe y colaboradores (*European Journal of Clinical Nutrition*, 2012), siguió la dieta de nada menos que 306.331 europeos/as durante 11,3 años. Su conclusión fue tajante: la cardiopatía isquémica disminuye de forma clara al tomar fibra a partir de alimentos de origen vegetal (sean cereales, frutas, hortalizas, legumbres o frutos secos). Aún mayor importancia le otorga a la fibra una investigación publicada en el mismo año por Chuang y colaboradores en una revista prima hermana de la anterior (*American Journal of Clinical Nutrition*), que demuestra que tomar muchos alimentos ricos en fibra se traduce en un menor riesgo de morir prematuramente. El estudio también fue, como el anterior, de aúpa. Se siguió a 452.717 europeos/as durante 12,7 años.

Todos los menores tienen motivos de peso, en resumen, para tomar más integrales (pan, arroz, pasta), más legumbres (lentejas, garbanzos, guisantes, etc.), más frutos secos, y más frutas y hortalizas. ¿Toman suficientes? A juzgar por los resultados del estudio del GREP-AEDN, no: «Ninguno de los grupos llegó a la ingesta de fibra establecida como la adecuada para su edad».

AUTORIDADES SANITARIAS, PADRES E INDUSTRIA ALIMENTARIA: AGÍTESE ANTES DE USAR

Veamos qué puede suceder en el mundo real cuando mezclamos tres mensajes de salud, su interpretación por los padres y la propaganda posterior de la industria alimentaria.

Situación 1

Las autoridades recomiendan que los niños tomen fruta.

Los padres responden: «No les gusta, no tengo tiempo, no está buena».

Y la industria responde: «Que tomen zumo, que es lo mismo».

Los padres respiran aliviados: «Por fin mi hijo come sano».

Situación 2

Las autoridades aconsejan que los niños tomen verdura.

Los padres repiten: «No les gusta, no tengo tiempo, no está buena».

Y la industria responde: «Crema de verduras (saladísima), que es lo mismo».

Los padres, de nuevo, respiran aliviados: «Por fin mi hijo come sano».

Situación 3

Las autoridades afirman que tomen integrales o dieta rica en fibra.

Los padres suspiran: «¿Integrales, fibra?, no sé de qué me habla, eso es muy caro, no les gusta, no está bueno, no sé dónde encontrarlo, yo no sé cocinar eso».

La industria responde: «¿Integrales, dice? ¿Fibra dietética, dice? Aquí la tiene, hombre: galletas integrales (saladocalóricograsientas), magdalena integral (azucaradograsientocalórica), y cereales de desayuno (energéticoazucarados)».

Y los padres respiran, ahora sí y para siempre jamás, aliviados: «Por fin mi hijo come sano».

Las autoridades, ya lo ves, más que transmitirnos constantemente el mensaje «coma sano», deberían decirnos de vez en cuando, para evitar equívocos, qué alimentos no deben formar parte habitual de una dieta saludable, de entre los que se cuentan los zumos, los alimentos precocinados, las galletas, los cereales azucarados, la bollería y un largo etcétera.

La publicidad y el Código PAOS

Nuestros retoños toman demasiada energía, demasiadas grasas saturadas, calcio de sobras, poca fibra, azúcar a troche y moche... y también ingieren mucha publicidad. De hecho, su ingesta publicitaria es en buena parte responsable de los desequilibrios anteriores ya que, parafraseando a la Organización de Consumidores y Usuarios (OCU), «la publicidad dicta sus preferencias a la hora de comer» (*OCU-Salud* n.º 100). Refrenda este punto de vista una revisión sistemática de la literatura científica recogida en el número de noviembre de 2011 de la revista española *Nutrición hospitalaria*.

Tan predecible como la oscuridad cuando se hace de noche es la presencia televisiva de bollería en horario infantil. Y predecible es también que dicha bollería se acompañe de regalos tales como figuritas de Bob Esponja o cromos de Shin chan. Es grave: los menores están expuestos a unos cien anuncios al día, y casi la mitad de ellos son de dulces, fast food, cereales azucarados, aperitivos salados y bebidas azucaradas. Promocionan calorías vacías con un obsequio irresistible. Hay cosas peores, como los llamados «alimentos licenciados», que son aquellos que incorporan en su denominación comercial todo un anzuelo: el nombre de personajes reales o de ficción que aparecen en películas, series o espacios infantiles, o el nombre de personajes que gozan de un alto grado de popularidad entre los menores.

Todo esto nos lleva a hablar del llamado «Código PAOS» (Código de Autorregulación de la Publicidad de Alimentos Dirigida a Menores), que consiste en una serie de normas deontológicas que las empresas españolas de alimentación infantil se autoimponen en la publicidad que dirigen a los menores, con el objetivo de prevenir la obesidad infantil y promover el cuidado de la salud. Está suscrito por empresas que generan el 96 % de la publicidad dirigida a los niños, y señala, entre otros insignes argumentos, lo siguiente:

La publicidad de alimentos o bebidas en ningún caso explotará la especial confianza de los menores en sus padres, en profesores o en otras personas, tales como profesionales de programas infantiles, o personajes (reales o ficticios) de películas o series de ficción.

Sus pilares son la mar de nobles, ya que consideran que dicha publicidad:

- No alentará a los niños a un consumo desproporcionado.
- No inducirá a los niños a reclamar a sus padres que les compren un producto.
- No sugerirá que un producto aumentará la aceptación por parte de sus amigos, aportará prestigio u otras cualidades especiales de los personajes que aparecen en el anuncio.
- No incluirá personajes famosos.
- No se emplazarán productos alimentarios dirigidos a menores en telepromociones o en programas dirigidos a niños.

Hasta aquí todos de acuerdo. Un menor es más vulnerable que tú y que yo a la magia de la publicidad, así que con ellos debemos ser extraordinariamente cautos, porque es más fácil dársela con queso. El código, queda claro, tiene buena pinta... pero todos tenemos tres cosas que hacen desaparecer el espejismo: ojos en la cara, orejas en la cabeza y, sobre todo, televisión. No hace falta que te explique los quiebros, regateos, amagos, alteraciones en el ritmo, cambios bruscos de dirección y triangulaciones imposibles de la industria alimentaria mientras bota la pelota de su publicidad televisiva en horario infantil... siempre siguiendo las normas del código. Porque el susodicho código, como las hipotecas, tiene letra pequeña:

No obstante, en los anuncios de alimentos y bebidas dirigidos a los menores se podrán mostrar imágenes que reproduzcan escenas de un determinado programa infantil, película o serie si ésta guarda relación directa con alguna promoción que se esté llevando a cabo (por ejemplo, obsequio de un DVD de una serie infantil por la compra de un determinado alimento o bebida).

No es un minúsculo resquicio de nada, es el cráter de un volcán del que salen despedidos Mickey Mouse, los Pitufos, Hello Kitty y muchos más, saludándonos con una mano mientras que en la otra empuñan la bollería, el helado, el aperitivo o el refresco de turno... siempre y cuando se esté llevando a cabo una promoción. Pues nada, todo el año de promoción y listos. El «Happy Meal de McDonald's», con sus regalos bien pensados,[12] es la prueba viviente de promoción perpetua. Por todo ello la OCU señala «queremos leyes, no códigos». Pero no se vayan todavía: aún hay más (laxitud en el Código PAOS):

> Sin perjuicio de todo lo anterior, en todo caso las personas o los personajes reales o ficticios que gozan de un alto grado de popularidad entre el público infantil podrán participar en campañas de salud pública y educativas patrocinadas o promovidas por empresas de alimentación cuyo fin sea específicamente promover entre el público infantil hábitos saludables de alimentación o actividad física. En estas campañas de salud pública o educativas podrá aparecer una referencia singular al nombre o logotipo de la compañía que patrocina o promueve dicha campaña.

O sea: bebida azucarada (cuyo consumo frecuente genera sin lugar a dudas la temida obesidad) promocionando el deporte (que disminuye el riesgo de obesidad). Como ha señalado en alguna ocasión Juan Revenga en su blog «El nutricionista de la general», estamos ante la incongruente situación en la que en el mismo lote nos han envuelto el martillo y las tiritas. Así pues, la promoción del deporte en la infancia es bastante normal que incluya la instalación de «puntos de hidratación», con bebidas repletas de azúcar, junto con un intenso despliegue publicitario

---

12. Hay psicólogos, como Thomas Ellrott, que se refieren a los regalos de dicha empresa como una «droga de iniciación» (www.goo.gl/BGdyf).

de esas bebidas, y acompañado de «información nutricional» aportada por la empresa financiadora del evento. Información centrada, cómo no, en la importancia del azúcar para el rendimiento deportivo y, por ende, para la salud de la galaxia habitada.

En abril 2011, Luís Gómez y colaboradores hablaron al respecto en la *Revista de Saúde Pública* sin pelos en la lengua:

> [...] resulta serio ignorar el conflicto de intereses que se origina al aceptar o celebrar el financiamiento de las transnacionales de las bebidas azucaradas en iniciativas de promoción de actividad física y, al mismo tiempo, desconocer el papel negativo en la salud que tiene el consumo de las mismas, particularmente en grupos vulnerables como son los niños.

Eso es información y lo demás son cuentos. También en abril, pero de 2012, hubo quien se manifestó contra el lote martillo-tiritas: la Academia de los Reales Colegios Médicos de Reino Unido, que representa a 200.000 médicos de dicho país. Sus declaraciones no gustaron a la Federación de Alimentos y Bebidas, a ver si adivinas por qué:

> [La Academia pide] que se prohíba que firmas como McDonald's y Coca-Cola patrocinen grandes acontecimientos deportivos, incluso los juegos olímpicos, y que personajes famosos publiciten comida insana para niños. La academia considera necesario [...] imponer «contundentes y duras» medidas para acabar con la publicidad irresponsable de las grandes compañías de alimentación.

La letra pequeña es intolerable: la publicidad dirigida a menores influye mucho en la obesidad. Con razón los expertos en salud quieren alejar del público infantil tanto la propaganda de alimentos hipercalóricos como su presencia (directa o encubierta) en las escuelas. ¿Sabías que cuando un niño de un país desarrollado termina su escolarización ha estado expuesto a unos diez mil anuncios de alimentos superfluos? Tras tomar nota de lo que ocurría en 2008 en la programación infantil los sábados por la mañana, Batada y colaboradores detallaron que nueve de cada diez anuncios de alimentos eran a) ricos en grasas, sal o azúcares añadidos, o bien b) pobres en nutrientes. Repitió el experimento un año más tarde el equipo de Bell, que divulgó sus malas noticias («los anuncios de alimentos siguen promoviendo ítems poco saludables») en la revista *Journal of Nutrition Education and Behavior.*

Más aún, la revista científica *European Journal of Clinical Nutrition* recogió en agosto de 2009 una investigación cuyas conclusiones confirman las peores pesadillas de los comités de nutrición: hasta uno de cada tres niños obesos no lo sería si se hubiera eliminado la publicidad de alimentos insanos en televisión. Sabiendo, como sabemos, que los anuncios de televisión despiertan el apetito del «público infantil» por la comida basura, debemos preguntarnos: ¿a qué esperamos para poner freno a estos excesos? La Sociedad Americana del Cáncer no quiere esperar. Acaba de emitir en su revista oficial estas fantásticas declaraciones (enero de 2012):

> Las organizaciones públicas, privadas y comunitarias [...] deben implementar cambios políticos y ambientales [...] que *disminuyan*, particularmente entre los jóvenes, el acceso a alimentos y bebidas con bajo valor nutricional así como el marketing de dichos productos.

En algunas entrevistas, cuando explico esta trama que acabas de leer, el periodista asevera, siempre con grandilocuencia, que «es más juicioso ajustarnos a intervenciones centradas solamente en fomentar la responsabilidad individual y dejar de lado los legalismos absurdos». Las medidas limitativas de la publicidad de alimentos insanos, especialmente la dirigida al público infantil, no son un mero legalismo, sino que suponen utilizar una de las funciones del derecho (las normas): proteger la parte más débil en una relación. En este caso, la parte débil es el consumidor, muy especialmente si es un niño. Lo contrario, medidas laxas o inexistentes en lo que respecta a la publicidad dirigida a niños, supone reforzar la ya ventajosa posición del fabricante, y debilitar, por tanto, la capacidad de decisión del consumidor.

Así que mi respuesta al periodista es siempre la misma: cuando el problema es muy grande, y las presiones en contra están tan extendidas, no basta con educar, debemos dar un paso adelante. La obligación de llevar cinturón de seguridad es una medida claramente impositiva... pero gracias a ella evitamos unas 100.000 muertes al año. El derecho a la salud pública debe estar por encima del derecho al beneficio económico de unos cuantos. Mi respuesta no suele ser bien recibida. Al parecer, cuestionar esta cultura en la que hemos crecido así como los valores de individualismo que nos ha inculcado es algo políticamente incorrecto.

Encuentras más detalles en el Anexo 8. Llamemos ahora a la puerta del nutriente que lleva la voz cantante en lo que a publicidad alimentaria se refiere: el omega-3.

Omega-3

El omega-3 es, de forma muy resumida, un tipo especial de grasa que suele extraerse del pescado y ofrecerse al consumidor en forma de suplemento (pastilla) o de alimento «enriquecido» (sic). Dicen las malas (y viperinas) lenguas que medicalizar a nuestros queridos hijos con omega-3, sea a base de pastillas o a base de alimentos-farmacia (ej: chorizo con omega-3), los hará más inteligentes pero menos hiperactivos, más fornidos pero menos obesos, más estilizados pero menos malnutridos y con un pelo más sedoso, pero con menos piojos. Suena creíble, sobre todo si dicho omega-3 proviene de algo lejano e inaccesible, como la cola del krill de la Antártida. ¿Es verdaderamente el omega-3 la mano de Midas, que convertía en oro todo lo que tocaba?

«No lo es», opina el Comité de Nutrición de la Sociedad Europea de Gastroenterología, Hepatología y Nutrición. Este comité ha publicado en el número de julio de 2011 de su revista una revisión sobre los efectos de la suplementación con omega-3 en la infancia. No hay pruebas, concluye, que demuestren su efectividad en el trastorno por déficit de atención con hiperactividad, en mejoras en la función cognitiva de los menores, en el asma bronquial y en un largo etcétera:

> El Comité notifica a los pediatras que la mayoría de las declaraciones de propiedades saludables sobre la suplementación de omega-3 en diversas enfermedades en niños y adolescentes no están soportadas por datos científicos convincentes.

Lo dicho es perfectamente extrapolable a los adultos. Tomar suplementos de omega-3 o alimentos «enriquecidos» con ellos no nos baja el colesterol ni nos disminuye el riesgo de padecer cáncer, obesidad, depresión, demencia o enfermedad cardiovascular. La industria alimentaria abusa de los mensajes de salud para vendernos productos con propiedades beneficiosas que casi nunca son tales: desconfía. Tienes más información sobre suplementos dietéticos o complementos alimenticios en el Anexo 9. En cuanto al omega-3, te invito a que revises estos seis enlaces (en inglés):

www.goo.gl/YzTqL, www.goo.gl/omwZY, www.goo.gl/wdtrU, www.goo.gl/mxd6e, www.goo.gl/mQ5F8, www.goo.gl/2DOJV

Recomendaciones para mayores de dos años

Pese a que listaré una serie de consideraciones que creo oportunas, te adelanto la *norma* número uno que seguimos mi mujer y yo para alimentar a nuestras niñas: intentar que sean felices a la hora de comer. Ninguna de las siguientes consideraciones sustituye a esa *norma*. Aunque también es verdad que los dos somos dietistas-nutricionistas, así que es posible que el listado de abajo lo tengamos insertado en el disco duro, cual virus maligno, y ni seamos conscientes de ello. De cualquier manera, ahí va:

- Evita que en algún rincón de tu casa haya un arsenal de alimentos calórico-salados-azucarados-grasientos (helados de crema, aperitivos, galletas, bebidas azucaradas, etc.). Saber que en su hogar existe ese tesoro escondido no es saludable para la mente del menor.

- Tampoco es saludable para la mente de algunos padres ver que su hijo no se come todo lo que le han puesto en el plato. Afortunadamente, existe una solución: sirve a tu hijo una ración sensata de alimento. ¿Qué es una ración sensata? Ponle en el plato algo menos de la cantidad que suele comer antes de decir «no quiero más». Cuando lo termine, no hace falta ofrecerle más: si quiere ya pedirá. A estas edades los niños toman muchísimas menos calorías que nosotros.

- Si toma más de dos raciones de lácteos al día, ten menos queso en casa (te harás un favor) y escoge desnatados no azucarados. Es mucho más práctico y razonable que decirle que deje de tomar tanto lácteo (aunque es mejor que tome mucho lácteo que mucha bollería, eso seguro), porque te va a tocar lidiar con argumentos incontestables:

    —¿Por qué no puedo tomarme otro yogur, mami?

    —Porque no te conviene.

    —¿Por qué, mami?

    —Porque no es sano tomar tanto lácteo, cariño.

    —¿Por qué, mami?

    — Por nosequé de las grasas saturadas y del ácido mirístico, que es aterogénico.

    —¿Qué has dicho?

—Bueno, ya está bien de preguntas.

—La última, mami. ¿El cruasán de chocolate que te pediste ayer en la panadería antes de ir a buscarme al cole (que te vi los restos en los dientes) lleva las mirituradas ateromísticas esas?

- Cuantos menos zumos, sean caseros o industriales, mejor. Ya he hablado de ello anteriormente (página 80 y Anexo 5), pero insisto en algo: ¡a nuestros retoños no les falta vitamina C, les sobran calorías líquidas!
- Come con él lo más a menudo posible. Y nada de regañarle en la mesa. Recuerda: los niños deciden qué y cuánto comen de lo que los adultos ofrecemos.
- De postre: fruta. Para ti, me refiero. Si él te ve durante años tomando fruta de postre, acabará por imitarte... o no (tampoco es crucial tomar fruta de postre: lo que no es recomendable es tomar a menudo de postre helados o postres lácteos).
- Carne para comer y pescado para cenar es demasiada proteína y no es aconsejable. A los niños les chifla la pasta y el arroz, y además les conviene: que estén a su alcance.
- Cuantos más integrales, mejor. Toma tú mismo/a el pan integral (mejor todavía si es sin sal); te harás un favor y darás ejemplo. Escoge pasta y arroz integrales. Si es reacio a probarlos puedes ofrecérselos con salsa de tomate, que les encanta. Mejor que esta salsa sea casera que comercial, debido a que esta última contiene bastante sal (aunque mucha menos que un plato preparado, el queso o los aperitivos).
- Toma tú mismo/a una gran variedad de verduras y hortalizas habitualmente. Llega el día en que tu hijo dice: «¿Puedo probar esos champiñones? (o pimientos de Padrón, o alcachofas al horno, etc.)».
- Acostúmbrate a servir siempre una ensalada en la mesa, y a tomártela tú. Nada de «qué sana es esta lechuga» (que tampoco es para tanto); te la comes con la naturalidad del

que respira aire sin decir «qué sano es respirar en vez de aguantar la respiración».

- Cuantas más legumbres, más salud. Que formen parte de tu ideario de menús.
- Sucede lo mismo con los frutos secos. Ten presente que hasta los tres años algunos menores no acaban de dominar bien el proceso de tragar sólidos, así que si tiene dos añitos, no le dejes solo frente a un bol lleno de nueces peladas (siempre puedes triturarlas y añadirlas a uno de sus platos —si eso le gusta—, o partirlas en trocitos pequeños).
- La sal, que sea poca y yodada.
- ¿Para beber? Agua del grifo. La que le pida su sed y cuando quiera, sea antes, durante o después de comer. ¿Que se pasa un día de verano sin beber? Ya verás como a las dos de la madrugada te despierta pidiéndote agua.
- Cuanto menos sedentarismo, mejor para todos. Sal de casa, camina, pasea, ve a los parques, al campo, a la playa, etc. ¿Sabías que hay datos que señalan que en los pueblos con más metros cuadrados de parques existe menos obesidad infantil? Los niños tienen que mover su cuerpo como mínimo una hora al día. Ello ayudará, además, a que su piel sintetice la importantísima vitamina D: nuestro mágico cuerpo (siempre con sorpresas) fabrica vitamina D a partir de los rayos ultravioleta del sol.

Hallarás más información en el Anexo 10.

ADOLESCENTES

Consideraciones preliminares

Conviene que un adolescente siga las mismísimas pautas que he detallado en el apartado «Alimentación como los adultos... sanos» (p. 127). Como recordarás, por si había dudas, he explicado dichas pautas de dos maneras distintas, cambiando el orden de las palabras. Aquí va una tercera (aplícatela a ti mismo/a mucho antes de predicarla con discursos o consejos):

> Debería usted comer muchísima menos comida basura (bebidas azucaradas, bollería, pastelería, aperitivos, horchatas, helados, etc.), menos proteicos (carne, derivados cárnicos, pescado, huevo, lácteos) y más alimentos de origen vegetal (frutas enteras, hortalizas, frutos secos, legumbres y cereales, preferiblemente integrales, como pan, pasta, arroz, etc.).

Y es que, salvo en la primera infancia, la alimentación saludable es siempre igual: muchos alimentos vegetales, menos animales y muy pocos superfluos. Puede que haya a quien le parezca aburrido, pero no tiene razón. El paisaje que nos ofrecen las montañas lo conforman pocos elementos (árboles, flores, caminos, etc.) pero estos elementos presentan tantas posibles variaciones que nunca resulta aburrido pasear en ellas.

He hablado también de la gran influencia que ejercen nuestras propias pautas alimenticias sobre los niños desde bien pequeños. Pues bien, pese a que puede parecer que los adolescentes son «muy suyos» en cuanto a sus preferencias y aversiones con los alimentos, la realidad es que también les influye marcadamente nuestro comportamiento a la mesa, tal y como mostraron en 1986 y en 2006 dos estudios coordinados por Michela y Contento. La OMS, en su libro *Determinantes sociales de la salud y del bienestar en la gente joven* (2012) afirma, en referencia a los adolescentes de entre 11 y 15 años, que «la familia ejerce una fuerte influencia en sus hábitos alimentarios». Ya ves, nunca es tarde para transmitir roles de conducta y educación o para influir positivamente sobre los que nos rodean. O negativamente, según se mire.

El caso es que comer es innegablemente un acto social, y ese matiz hace que en la adolescencia la cosa se complique. Los adolescentes viven de manera simultánea cuatro situaciones nuevas (por las que tanto tú como yo hemos pasado, y aquí estamos):

a) Realizan cada vez más ingestas fuera del hogar y tienen dinero para comprarse su propia «comida».

b) Sienten la necesidad de aceptación por sus compañeros/as (y pretender que tu hijo se coma una ensalada mientras sus compañeros se meten un Big Mac XXL no ayuda a dicha aceptación).

c) Desean comer con la familia. ¿Te sorprende? Pues es lo que declaran los adolescentes en las encuestas.

d) Necesitan ejercer un control sobre sus selecciones alimentarias.

Estas dos últimas situaciones pueden resultar bastante difíciles de sobrellevar si convertimos la hora de la comida en un sinfín de reproches. Según el documento de la OMS recién mencionado, los jóvenes que tienen una mejor comunicación con sus padres (y las discusiones a la mesa no ayudan a ello) presentan:

- Más autoestima.
- Mejor valoración de su propia imagen corporal.
- Menos tasas de tabaquismo.
- Mayor satisfacción con la vida.
- Menos actitudes violentas o agresivas (sobre todo en chicos).
- Menos problemas físicos y psíquicos.

Un estudio aparecido en mayo de 2006 en la revista *Journal of Adolescent Health* indicó que hasta el 35 % de los adolescentes son obligados por sus padres a comer todos los alimentos servidos en la mesa, aunque no les gusten. Es un error garrafal. Viene a ser como subir el fuego de una olla a presión tras obturar la válvula. Permíteme que sea insistente en esto: obligar a comer genera aversiones, resistencias y sobreingesta de los alimentos insaludables.

Unas cuantas sugerencias

La adolescencia suele compararse con una tempestad. No creo que los siguientes consejos sean decisivos para mantener el rumbo en un mar embravecido por las hormonas, pero quizá te ayuden a reflexionar. Mientras tanto, ten presente que a toda tempestad le sigue la calma.

- Permite que tu querido/a adolescente participe en la decisión de qué se come en casa o incluso que cocine, si así lo desea (explícale las normas básicas de seguridad en la cocina y supervisa sus primeros pinitos). La alegría a la mesa es más nutritiva que los platos que hay en ella.
- No lo regañes por sus malos hábitos y predica con el ejemplo. Al hacerlo, quizá algún día acabe preguntándote cómo equilibrar los fast foods con una dieta sana. Si te lo pregunta, explícale que por estar una temporada sin comer de manera saludable no pasa nada (es la verdad). Si sigue preguntando, aconséjale que intente tomar menos cantidad de alimentos sin valor nutricional, compensando en otros momentos del día a base de priorizar frutas, hortalizas, frutos secos y otros alimentos vegetales.
- Ten presente que tomar a menudo zumos no forma parte del concepto «dieta sana» (véase Anexo 5). Si quiere tomarlos, no se lo reproches, pero no seas tú quien le insista en que lo haga pensando que así estará más sano.
- Puede producirse un espectacular incremento del apetito, sobre todo en varones, justificado por un brusco aumento de talla o de masa muscular. El último estudio al respecto, publicado en la revista *American Journal of Clinical Nutrition* (julio de 2010), permite respirar con tran-

quilidad a todo progenitor boquiabierto ante su adolescente varón que come como el demonio de Tasmania: es algo normal y deseable. No se te pase por la cabeza «ponerlo a dieta»: que coma en función de su apetito. Si le pones muchos alimentos saludables a su alrededor, los hará desaparecer con sus mandíbulas y evitará verse obligado a saciar sus (justificadas) ansias calóricas con comida insana.

- Escoge lácteos desnatados para toda la familia (recuerda que el queso fresco o el «light» —excepto el 0 %— tiene una alta cantidad de grasa). Intenta evitar tener en casa bebidas azucaradas (los adolescentes toman hoy hasta el 15 % de sus calorías a partir de dichas bebidas). «Decora» tu despensa con integrales (pan, arroz, pasta), legumbres, frutas, hortalizas y frutos secos.
- No cometas el error de darle comida basura con el argumento de que al menos así come algo.
- Cualquier estrategia que evite el sedentarismo será bienvenida (sin obligarlo).

Alcohol, capítulo aparte

Las bebidas alcohólicas (vino, cerveza, ginebra, etc.) no son buenas para la salud. Es probable que no te haga gracia oírlo, porque nada menos que el 90 % de los adultos españoles las incluye como parte de su alimentación, según reveló una encuesta realizada por la OCU y publicada en la revista *OCU-Salud* (n.º 93). Pero no escribo para caerte bien, sino para intentar mejorar la salud pública. Brindar frecuentemente no sólo no es bueno para el corazón, sino que es más bien jugar con fuego, como puedes comprobar en el Anexo 11 o en el libro *Secretos de la gente sana*, que escribí con la ayuda de la periodista María José Mateo. La OMS lleva años repitiendo un mensaje, desconocido por gran parte de la población: «Cuanto menos alcohol, mejor».

Es arriesgado beber alcohol en adultos, pero en adolescentes lo es más, y por eso se contraindica y prohíbe su consumo en menores de edad. Incluso hay investigadores que consideran que mantener en Estados Unidos la edad legal a la que se permite beber alcohol en los 21 años genera, entre otros beneficios, la prevención de 600 suicidios y 600 homicidios cada año, tal y como mostró la edición de febrero de 2012 de la revista *Alcoholism, Clinical and Experimental Research*. Aunque no sé si serviría de mucho porque en Barcelona, Bilbao, Granada, Madrid, Valencia y Valladolid los adolescentes de entre 15 y 17 años pueden adquirir bebidas alcohólicas sin problemas, a pesar de que está prohibido vendérselas (revista *OCU-Salud* n.º 83).

Las bebidas alcohólicas también se *contraindican* (que no «prohíben») en mujeres menores de 21 años. Lo afirmó en marzo de 2011 el Ministerio de Salud Americano en un documento llamado «Women and Alcohol» (Mujeres y alcohol). Esto es así porque las mujeres son más vulnerables a los efectos nocivos del alcohol (lo procesan a diferente velocidad que los hombres a causa de una menor actividad de una enzima llamada «alcohol deshidrogenasa»). Hay más *contraindicaciones*, pero me iría del tema (de nuevo), así que centrémonos, sobriamente, en el alcohol y los adolescentes.

La Encuesta Escolar de la Delegación para el Plan Nacional sobre Drogas de 2007 manifestó que los menores empiezan a beber a los 13,7 años, que cada vez es más frecuente que se emborrachen «todos los fines de semana», y que la mayoría de ellos no considera peligroso el consumo de alcohol. La publicidad, también aquí, tiene su parte de responsabilidad. El «Manifiesto contra el consumo de bebidas alcohólicas por menores», difundido por el Ministerio de Sanidad en 2011, plantea el siguiente objetivo (flagrantemente incumplido a día de hoy):

> Evitar cualquier publicidad o promoción comercial que directamente relacione el consumo de bebidas alcohólicas con el éxito social o sexual, con la mejora del rendimiento físico o que

expresamente induzca al consumo de alcohol por parte de menores de edad u ofrezca una imagen negativa de la abstinencia o de la sobriedad, o subraye como cualidad positiva de una bebida su contenido alcohólico.

Sea o no responsable la publicidad, estarás de acuerdo conmigo en que no resulta cómodo decir «no, gracias» cuando en cualquier clase de celebración, reunión o comida familiar, alguien te invita a «una copa». Al hacerlo, suele iniciarse por parte del interlocutor una cansina cantinela para intentar convecerte, que suele incluir argumentos como: «Pero si no vas a conducir, hombre», «si los médicos recomiendan una copita al día», «un día es un día, ¿no crees?». Con mano izquierda uno consigue extinguir dicha cantinela con cierta rapidez, cambiando de tema disimulada y amablemente. ¿Tiene ese temple (hay quien lo llama «habilidades sociales») un adolescente? Yo creo que no, y también creo que si a los adultos nos es difícil huir de la cultura cubata-vino-cervecera que nos asedia, a los adolescentes, más vulnerables que nosotros a la presión de grupo y a la necesidad de pertenecer a un colectivo diferenciado, les será más difícil todavía.

En muchas ocasiones, el reconocimiento y la aceptación (o la no exclusión) por parte de los compañeros pasa por tomar una cerveza, así que pretender que un adolescente no consuma nunca bebidas alcohólicas cuando sale con sus amigos (que las beben) es mucho pretender. A estas edades, la presión de los amigos (y no digamos de la publicidad —directa o *encubierta* en películas, eventos deportivos, etc.—) fuerza a que nuestros hijos asocien alcohol con «ser mayor». Otro peligro latente que acecha para que el adolescente beba es que suele tener expectativas positivas sobre los efectos del consumo de alcohol, tales como diversión, desinhibición o sexo.

No por ello tiraremos la toalla: no está todo perdido. La usurpación de la influencia de los padres sobre los adolescentes por parte del entorno es grande, pero no completa: podemos hablar con el adolescente para intentar convencerlo de que sus expectativas con respecto al consumo de bebidas alcohólicas son quiméricas y que en la vida real acostumbrarse a tomar alcohol trae más problemas que beneficios. Aunque a estas alturas ya sabrás que no soy muy amigo de los sermones en el hogar; prefiero que se queden en las iglesias. Los estudios demuestran, como he señalado anteriormente, que nuestro modelo sigue siendo importante para establecer las opciones alimenticias de los adolescentes, y eso incluye nuestro consumo de alcohol. En función de las selecciones de alimentos y bebidas que hagamos, podemos ejercer modelos de conducta positivos o negativos, tanto a medio como a largo plazo. ¿Qué modelo escoges?

«Se me hace bola.» Cuando no comen como queremos que coman

> *Señorita Tronchatoro*: ¡Siéntate, Bolaños! ¡Aquí tienes, huele el chocolate! ¡Y ahora, trágatelo!
> *Bruce Bolaños*: No *apetezco*, gracias.
> *Señorita Tronchatoro*: ¡¡Cómetelo!!
> [Bruce se come un gran trozo de pastel]
> *Señorita Tronchatoro*: ¿No quieres más?
> *Bruce Bolaños*: No, gracias.
> *Señorita Tronchatoro*: ¡Pero herirías a la cocinera!
>
> *Matilda* (Roald Dahl), en la versión
> cinematográfica dirigida por DANNY DEVITO

Hay miedos racionales e irracionales. El miedo a caminar por la vía del tren en un túnel oscuro, a nadar en un mar embravecido o a dormir en una jaula con serpientes venenosas son miedos bastante racionales. El miedo que sufre la aldea de Astérix y Obélix a que el cielo se desplome sobre sus cabezas es un miedo irracional. Y el miedo de los padres a que sus hijos estén faltos de vitaminas y/o malnutridos, cuando estamos en un país que ocupa los primeros puestos de una pandemia llamada obesidad infantil, es también un miedo irracional. «La estrategia más comúnmente utilizada para animar a los niños a comer es el soborno», declara la última edición del tratado de alimentación infantil por antonomasia, el *Pediatric Nutrition Handbook* (Manual de Nutrición Pediátrica), editado por la Academia Americana de Pediatría. Sobornar es, además de una palabra feísima, algo totalmente contraproducente para una correcta alimentación.

Estamos sobrenutridos, adultos y niños, así que no deberíamos transmitir de ninguna manera a nuestros hijos que la educación pasa por «comer de todo» o por limpiar lo que nos han servido en el plato. Sobre este dilema y cómo afrontarlo da vueltas este capítulo, en el que encontrarás doce reflexiones sin un orden concreto, cuyo nexo de unión es el siguiente: si a nuestros hijos les ponemos a su disposición alimentos saludables (o, visto de otra manera, no les ponemos a su alcance alimentos insanos) y predicamos con el ejemplo, lo más aconsejable es permitir que coman lo que quieran, cuanto quieran y cuando quieran de lo que les hemos ofrecido. Fox y colaboradores, en una investigación publicada en 2006 en la revista *Journal of the American Dietetic Association*, expusieron la siguiente recomendación:

> Los profesionales de la dietética deben hacer *hincapié* en los posibles efectos adversos que pueden ejercer las conductas coercitivas de alimentación sobre la capacidad innata de los niños para regular su consumo de energía. Esto incluye tanto las amonestaciones dirigidas a que el niño deje el plato limpio como la restricción de la ingesta.

Como profesional de la dietética y de la nutrición, voy a intentar hacer, por tanto, unas cuantas páginas de «hincapié».

LA ALIMENTACIÓN INFANTIL NO ES UN CASTILLO DE NAIPES

Cuántos padres y madres se angustian porque su hijo, que ha pasado la noche vomitando, pero que se ha levantado sin síntomas y de buen humor, no tiene ganas de comer. Contra toda lógica, se pasan el día acosándolo con alimentos de cualquier tipo (patatas fritas de bolsa, por ejemplo) «para que no se desnutra». O con la típica dieta BRATT (Bananas, Rice, Applesauce, Tea and Toast).[13] Dieta, por cierto, que no sólo no tiene sustento de ningún tipo, sino que puede llegar a ser contrapro-

---

13. Plátanos, arroz, compota de manzana, té y tostadas.

ducente. Los comités de nutrición de la Academia Americana de Pediatría y de la Asociación Española de Pediatría afirman que hace casi veinte años quedó demostrado que volver lo más pronto posible a la alimentación normal tras una gastroenteritis (cuando el bebé o el niño muestran signos de apetito) es lo más sensato. ¿Cómo es que todos los colegios españoles tienen la opción «dieta» para los niños con gastroenteritis? Pues no lo sé, la verdad, aunque seguramente tendrá que ver con lo resumido en el refrán «las cosas de palacio van despacio».

También están los padres (y no pocos profesionales sanitarios) que temen por la «salvación nutricional» del menor porque está en el percentil 20... cuando el 20 % de los niños sanos (que son millones) están en dicho percentil (tan normal es estar por encima de la media como por debajo de ella). O los cada vez más abundantes progenitores que creen que *todos* los alimentos que come su retoño deben ser orgánicos, ecológicos y siempre de primerísima calidad.

Sin embargo, los casos más comunes son los de los padres que consideran imprescindible que su niño tome todo lo que se le pone en el plato para que crezca bien. ¿Un ente todopoderoso y eterno les ha infundido la capacidad de valorar las necesidades nutricionales de su corderito? Nadie más que el apetito del niño puede «saber» cuántas calorías necesita para crecer: no hay cálculos algebraicos más precisos. ¿Está escrito en algún documento de referencia que educar (ejem, ejem..) a los niños en la mesa a base de obligarlos a comer lo que no quieren es positivo desde el punto de vista psicológico o fisiológico? Está escrito justo lo contrario. Si hemos de educar a nuestros hijos a algo, es a no alimentarse si no tienen hambre, como veremos más adelante.

Muchos papás y muchas mamás creen, en resumen, que la nutrición de su hijo es como un castillo de naipes, que conviene vigilar constantemente para que no caiga ante un mínimo temblor, una rafaguita de aire o un estornudo. Sea como sea, pien san, tiene que mantenerse en pie. Pero la nutrición del ser humano se parece más bien a un muro de ladrillos, bastante sólido. Se puede destruir, claro, pero a largo plazo y a base de mazazos (ej: alimentando al niño durante años con comida basura). No conviene que nos obsesionemos por mantenerla en pie «a toda costa». Confía en el ser humano, no puede ser tan complicado.

¿CRECE PORQUE COME, O COME PORQUE ESTÁ CRECIENDO?

«Estás creciendo mucho», le dice la mamá a Caillou en los dibujos animados de la tele, al inicio de cada capítulo. Caillou, que, según afirma, «con casi cuatro añitos, crezco muy despacito», se siente querido e importante. Hasta aquí todo bien. Pero en un capítulo Caillou siente envidia de André, un amiguito dos años mayor que él, y pregunta a su madre: «¿Qué puedo hacer para crecer tanto como André?». Momento delicado. La respuesta es la temida: «Comer mucho y dormir mucho, hijo mío». En las siguientes escenas vemos a Caillou acostándose más pronto de lo normal y comiendo con voracidad. Y a su madre feliz y radiante de satisfacción, cómo no.

Un niño que se acuesta antes no se duerme antes. Pero imaginemos que sí, que duerme más horas. ¿Crecerá más? Mi querida y admirada Rosa Jové,[14] autora del libro *Dormir sin lágrimas* (entre otros igual de recomendables), afirma que las horas de sueño no determinan el crecimiento porque la hormona del crecimiento, que se secreta mientras dormimos, lo hace al principio del sueño y no depende del tiempo que uno duerma. Creo que algunos lectores estarán convencidos de lo anterior, pero hay muchos que piensan que comer más (es decir, alimentarse por encima del propio apetito) hace crecer más. Y es verdad, se crece más, pero a lo ancho, no a lo alto. Según las últimas directrices de la Orga-

14. Psicóloga especializada en psicología clínica infantil y juvenil, en psicopediatría y en antropología de la crianza.

nización Mundial de la Salud, Caillou tiene que ganar en los próximos dos años unos cuatro kilos, para igualar a André. Como para que un niño gane un gramo de peso extra hacen falta aproximadamente unas 5 kilocalorías, si la mamá de Caillou consigue que su hijo, «para crecer tanto como André», coma, por ejemplo, tres galletas maría *de más* cada día (que tienen unas 96 kilocalorías), al cabo de dos años Caillou habrá engordado no cuatro, sino catorce kilos... y eso sólo a costa de tres galletas. Estaremos ante un Caillou con una incuestionable y peligrosa obesidad.

Si obligamos a los pequeños a tomar más calorías de las que necesitan, ¿no crecerán hasta convertirse en jugadores de báquet? Pues no, almacenarán dichas calorías en forma de grasa y podrían convertirse en luchadores de sumo. El problemilla es que la vida de estos luchadores es diez años inferior a la media por culpa de la diabetes, la hipertensión, el cáncer o las enfermedades del corazón que acaban padeciendo a causa de su obesidad.

La revista *Appetite* publicó en enero de 2007 una investigación con el título «Just three more bites» (Sólo tres bocados más). El estudio evaluó el ambiente familiar a la hora de comer en una muestra aleatoria de ciento cuarenta y dos familias de diferentes niveles socioeconómicos. Los resultados dan sentido a este libro: el 85 % de los padres o cuidadores intentó que sus hijos (o los niños a su cargo) comieran más de lo que éstos querían, lo que se tradujo en que el 83 % de los menores comió por encima de su apetito y el 38 % comió *notablemente más* de lo que habría comido si nadie les hubiera dicho nada. Y así nos va.

Wansink y colaboradores titularon en 2008 su publicación, aceptada en *Archives of Pediatrics and Adolescent Medicine*, de la siguiente manera: «Consecuencias de pertenecer al "club del plato limpio"». De entre ellas citan la obesidad, como era de esperar, pero también «otras consecuencias indeseadas». Y es que un niño que come por encima de su apetito o que come algo que no le apetece es un niño que generará, lógicamente, conflictos a la mesa, y ello puede derivar en problemas que van más allá de que tengamos que escuchar la frase «se me hace bola», a corto plazo, o la frase «su hijo tiene exceso de peso» a medio-largo plazo. No es de extrañar, a la luz de estos datos, que Domínguez-Vásquez y colaboradores señalaran, en un estudio publicado en la revista *Archivos Latinoamericanos de Nutrición* en septiembre de 2008, que cuanto menos se adhieran los niños a las «reglas familiares», y cuanto más respondan a sus señales internas (e innatas) de saciedad y hambre, mejor para su salud.

El cuerpo humano, por suerte, es bastante más sabio que la presión de nuestra sociedad para que el niño coma, por lo que si Caillou intenta consumir una galleta (o cualquier otro alimento) «de más», su apetito no le dejará y se le hará bola. O eso, o al día siguiente comerá menos. Nuestros hijos van a ingerir lo que necesitan, no hay más misterio. Poseen una valiosa capacidad para modular el volumen de alimentos que toman. Capacidad que no conviene estropear con imposiciones o con comida insana. Comerán en función de lo que tienen que crecer. Por el mismo motivo, no comerán en función de lo que *no* tienen que crecer. Si les damos menos calorías de las que necesitan, se despertarán sus ganas de comer. El apetito (que para la Real Academia es un «impulso instintivo») ha hecho sobrevivir a la especie humana durante millones de años, así que (salvo en enfermedades cuyos síntomas es muy improbable que te pasen desapercibidos) a tu hijo no se le olvidará ingerir lo que necesita, como a nadie se nos olvida pestañear. Así que si te dicen que tu hijo es «mal comedor», te están mintiendo. Tu hijo come lo que necesita, sin más. Sobre el pestañeo y el *malcomimiento* hablo en las siguientes líneas.

Pestañeo y «malcomimiento»

«¿Es su niño "malcomedor?"» Así reza una descomunal campaña publicitaria de una marca de batidos para niños, sabor vainilla y chocolate, de cuyo nombre no quiero acordarme. Se trata, según la información que aparece hoy en su página web (presidida por una niña con cara de fastidio y diciendo «Mamá, no quiero más»), de un «alimento completo y equilibrado, especialmente diseñado para los niños que no comen bien». ¿Cómo sabremos si nuestro niño come o no come bien? Fácil: nos proponen responder al siguiente cuestionario (¿validado en qué revista científica?) para evaluar si nuestro niño es «malcomedor». Cualquier epidemiólogo se tiraría de los pelos sólo con verlo por el rabillo del ojo. La denominación que más le encaja es «cuestionario amañado»:

CUESTIONARIO AMAÑADO		
	Sí	No
1. ¿Toma tu hijo sólo un número limitado de alimentos?		
2. ¿Rechaza tu hijo probar alimentos nuevos?		
3. ¿Rechaza tu hijo tomar verduras y otros grupos de alimentos?		
4. ¿Muestra tu hijo gran atracción o rechazo por ciertos alimentos?		
5. ¿Crea problemas la conducta de tu hijo durante las comidas?		
6. ¿Come tu hijo con excesiva lentitud?		

Todo preguntas subjetivas y torticeras. Mi mujer y yo, pensando en cómo comen nuestras hijas, hemos marcado un «sí» en las cuatro primeras, y con la cara bien alta. En cuanto a la quinta pregunta nos da por pensar que si los padres de Clara, nuestra hija pequeña, fueran otros, también habrían marcado un «sí» en ella. Es incapaz de estar sentada a la mesa más de treinta segundos de reloj (¡qué envidia de energía vital!). Por lo que respecta a la última pregunta, ¿dónde está escrito el tiempo que tiene que estar un niño comiendo? ¿Cuánto tardas tú en abandonar la mesa los domingos cuando comes en casa de un amigo? ¿Cuánto tarda un niño en comer cuando tiene hambre y le gusta el plato que le han servido?

Tras responder al cuestionario online, te aparece el siguiente mensaje turbador: «Al haber marcado dos o más respuestas como SÍ, tu hijo puede ser un "malcomedor" con riesgo de malnutrición». Turbador porque los riesgos de dicha malnutrición, según la misma página web, son:

- Bajo crecimiento.
- Menor rendimiento intelectual.
- Menor capacidad física.
- Mayor riesgo de padecer enfermedades de tipo infeccioso.
- Mayor riesgo de muerte en los primeros años de vida.

Pues nada, enchufémosle el caro batido de turno, que tiene casi cuatro veces más grasas que la leche entera, esa que se desaconseja como bebida habitual a partir de los dos años por todos los comités de nutrición pediátrica, precisamente por sus grasas... y arreando que es gerundio. Ya vendrán las dietas milagro para resolver, para siempre y sin esfuerzo, la obesidad que estamos generando.

Se trata de un despropósito de tal calibre (acompañado de irreales e ilegales mensajes relacionados con supuestos beneficios para el sistema inmunitario del niño) que más que rebatirlo científicamente creo que es mejor reducirlo al absurdo. Imagínate por un momento que soy un vendedor de colirios y, con paciencia, consigo calcular la media de pestañeos de los chiquillos que hay hoy en la biblioteca donde escribo. ¿Unos cuantos niños de mi «estudio» se desvían de dicha media? Naturalmente. Pero en vez de explicar que eso es lo normal y lo deseable, pongo el grito en el cielo y hago una campaña publicitaria para tratar con *mi colirio* los serios problemas derivados de la sequedad ocular. Sequedad que no he evaluado en mi estudio, que no existía en mi muestra y que, de existir, no se ha de tratar con mi colirio. En cualquier caso, plantearé a todos los padres las

siguientes preguntas, que permitirán dilucidar si su hijo es «mal-
pestañeador»:

1. ¿Pestañea su hijo con la frecuencia aconsejada por los «expertos»?
2. En sitios calurosos, soleados o en ambientes secos, ¿pestañea correctamente?
3. Cuando mira algo fijamente, ¿se le olvida pestañear?
4. ¿Tiene legañas en los ojos algunas mañanas?
5. ¿Crea problemas de conducta cuando usted lo obliga a pestañear?
6. ¿Pestañea su hijo con excesiva lentitud?

Compáralas con las del niño «malcomedor» y decide si nos están o no tomando el pelo. Tengo la suerte de conocer a una óptico-optometrista (¡muy buena!), y de ella ha surgido esta idea del pestañeo y del colirio. Fundamentalmente porque compartimos manías: la que yo le tengo a los batidos para niños «malcomedores» se la tiene ella a la gran mayoría de los colirios que nos venden en las farmacias para evitar los ojos rojos. Esos colirios, que se anuncian en televisión cada dos por tres, son, según ella, peligrosos para la salud ocular.

Hablemos ahora sobre la segunda pregunta del cuestionario amañado (¿rechaza tu hijo probar alimentos nuevos?).

Entendamos la «neofobia»

Alrededor de los dos años (unas veces antes, otras después y a veces *nunca*) suele producirse una situación llamada neofobia, que es la manera fina de decir que el niño rechaza nuevos alimentos (en griego, *neo* significa «nuevo, reciente», y *fobia*, también del griego, hace referencia a una «aversión»). Niños que antes comían varios alimentos con naturalidad pueden empezar a rechazarlos. ¿Por qué lo hacen? Para el profesor David

Benton, de la Universidad de Wales Swansea, se trata de un «mecanismo de supervivencia» que disuade al niño, inconscientemente, de probar alimentos que podrían ser tóxicos. Eso explica que el niño nos ponga frecuentemente en nuestra boca el alimento que le ofrecemos, utilizándonos instintivamente de «catador de venenos». De ese tipo de conductas ha dependido nuestra supervivencia como especie durante milenios. La mayoría de los padres respondemos ahora intentando convencer a nuestros niños de que no rechacen el alimento, lo que da inicio a una larga batalla. El propio Benton propuso la «solución al conflicto», y lo hizo en la prestigiosa revista *International Journal of Obesity* (julio de 2004): lo mejor que pueden hacer los cuidadores es despreocuparse de la neofobia porque es una respuesta completamente normal del niño que desaparece con el tiempo, sobre todo si no hacemos nada.

Me imagino que habrás leído en algún lugar que la exposición repetida de un nuevo alimento incrementa las posibilidades de que el niño lo pruebe. Lo cierto es que el rango de exposición es tan amplio (de 11 a ¡90 veces!) que es mejor olvidarse del asunto, y pensar que mientras tú comes ese alimento el niño ya está siendo «expuesto».

Por último, si crees que tú no tienes neofobia te propongo que visites la web www.weird-food.com o que leas el libro *Bueno para comer*, del antropólogo Marvin Harris. Verás la de cosas que se comen en distintas partes del planeta y que tú no probarías ni por todo el oro del mundo.

EN EL COLEGIO ¿COMEN MEJOR?

Alrededor de dos millones de menores españoles en más de 14.000 centros educativos toman la comida de mediodía en la escuela. ¿Crees que los niños comen *mejor* en el cole? La realidad es que el niño aprende mejores hábitos de alimentación (que usará de por vida) en casa que fuera de ella. La revista *Journal of the American Dietetic Association* detalló en abril de 2006 pruebas que señalan que los menores que comen en casa acaban tomando, siendo adultos, más frutas y hortalizas (y menos bebidas refrescantes y alimentos superfluos) que los que comen en la escuela. Más recientemente, en junio de 2011, *Pediatrics* incluyó un metaanálisis según el cual el hecho de que los menores realicen un *mínimo* de tres comidas por semana en familia se asocia a beneficios tales como un mejor control del peso corporal, menos ingesta de alimentos poco saludables o menos posibilidades de sufrir trastornos de la alimentación. Las conclusiones del estudio hablan por sí solas:

> Las iniciativas de educación y de salud pública dirigidas a promover las comidas familiares compartidas pueden mejorar la salud nutricional de niños y adolescentes.

No tengo yo muy claro, además, que los informes que reciben los padres por parte de los coordinadores de los comedores escolares sean lo que pretenden ser: un «servicio educativo». Cuando uno lee una «ficha de valoración individualizada del comedor», como la que incluyo a continuación (tomada de una escuela real), entiende por qué hay tanta obsesión con la comida de los niños.

	Sí	No	A veces
¿Se lo come todo?			
¿Hay que insistirle para que coma?			
¿Come con rapidez?			
¿Mastica correctamente?			
¿Se sienta correctamente?			
¿Sigue el orden de las comidas?			
¿Se distrae mientras come?			
¿Habla con sus compañeros?			

¿No te recuerda esta «ficha» al «cuestionario amañado» de la página 165? ¿No habíamos dicho que pertenecer al «club del plato limpio» no es lo más deseable? ¿Acaso es dañino hablar con los compañeros mientras se come?

Si pese a todo crees que en el colegio tu hijo se alimenta mejor, se me ocurre cómo hacer para que en tu casa lo haga igual de bien: tráete a cincuenta chiquillos y a tres monitores (no formados, mal pagados y recién salidos del horno) a tu casa. Di a estos últimos que, además de controlar la situación, sirvan a los niños, incluyendo al tuyo, una comida que los menores no han escogido y en una bandeja metalizada. Ah, y pide a los monitores que rellenen la ficha anterior para cada niño. Verás qué bien.

Si, por el contrario, te preocupan los posibles efectos negativos que el comedor escolar ejerce sobre tu hijo, ten en cuenta los siguientes datos, aportados por la excelente dietista-nutricionista Maria Manera en la revista *El mundo de tu bebé* (2012):

> La comida del mediodía en la escuela es sólo una de las cinco que suelen realizar los pequeños (desayuno, tentempié de media mañana, comida, merienda y cena), que se realiza en cinco de los siete días que tiene la semana, y durante el período del curso escolar, que consta de unos 175 días frente a los 365 que tiene el año.

Mira por dónde, resulta que aunque tu hijo coma todos los días en el cole, sólo realiza 175 ingestas de las 1.825 que hace al cabo del año, o sea, el 10 %. Tú eres mucho más importante que el comedor escolar, para bien o para mal (sé de niños que prefieren comer en la escuela porque les riñen menos que en casa), a la hora de influir sobre la alimentación de tu hijo. Aunque hay excepciones, como el caso de Aísha, que cuando tenía cuatro años la tuvieron todo un curso sin salir al patio si no se comía la fruta (no le gustaba). Hoy, con ocho años, presenta una aversión absoluta a la fruta (le genera vómitos).

Desayuno, merienda y picar entre horas

Maria Manera, en el artículo comentado en el apartado anterior, clarificó más aspectos cruciales acerca de la alimentación infantil:

> El desayuno *no* es la comida más importante del día. Al menos, no lo es más que la comida, la cena o la merienda. Es tan trascendental como el resto de los alimentos que se ingieren a lo largo del día. De nada serviría un desayuno nutricionalmente perfecto si la comida o la merienda, por ejemplo, estuvieran compuestos de alimentos superfluos y poco saludables.

Suele atribuirse al desayuno la mágica capacidad de mejorar el rendimiento intelectual. Se trata de algo que no está en absoluto demostrado mediante un estudio bien diseñado: los estudios que «observan» que los niños que desayunan sacan mejores notas obvian que los niños que desayunan suelen ser, en general, niños más metódicos, o con padres que les prestan más atención o con otras características que los diferencian notablemente de los que no desayunan. Es decir, dichos estudios no han probado que desayunar «cause» el buen rendimiento escolar, sino que desayunar y tener buen rendimiento son dos situaciones que, en general, suelen darse a la vez.

También se dice que desayunar evita el sobrepeso. El consenso español FESNAD-SEEDO, de prevención y tratamiento de la obesidad (2011), no encontró pruebas de ello para adultos:

> Son controvertidas e inconsistentes las investigaciones que estudian la relación entre la omisión del desayuno en adultos y el riesgo de sobrepeso y obesidad.

E igual de controvertidos e inconsistentes son los resultados que se desprenden de las investigaciones al respecto en niños o adolescentes. Promover que un niño tome «muchas calorías» en el desayuno o que «desayune fuerte» no tiene justificación.

Conviene comer a menudo, y eso incluye el desayuno, pero de ahí a decir que hay que desayunar «sea lo que sea, y cuanto más, mejor» media un abismo.

En cuanto a la merienda, ¿de qué suele componerse? Según Maria Manera: «La cosa es para asustarse: paquetes y envoltorios de colores, con dibujos y personajes de la tele y llenos de productos a rebosar de azúcares y grasas. Las bebidas que los acompañan no son mejores: tetrabriks de zumos y otras bebidas azucaradas». Efectivamente, asusta. He referido en más de una ocasión que el consumo habitual de zumos no es recomendable. El consumo actual de zumos (caseros o industriales) en niños debe disminuir, porque está asociado con la obesidad infantil (el Anexo 5 amplía esta cuestión).

¿De dónde viene ese miedo cerval que obliga a tantos padres y madres a que su hijo desayune o meriende «lo que sea»? O «como sea». Al caso, una madre me explicaba este mismo año «se come la pera la mar de bien... aunque se la tengo que dar licuada y mediante una jeringuilla». Me quedé tieso. ¿Qué mente retorcida le habrá convencido de que su hijo tiene que tomar pera a toda costa? Quizá fuese la misma que afirma que entre la merienda y la cena no se puede comer nada porque el estómago «tiene que descansar». Otro craso error sin fuste alguno. Tanto en adultos como en niños se observa que quien come a menudo presenta menos riesgo de padecer obesidad, hipertensión e hipercolesterolemia. ¿Y quien pica alimentos insanos entre horas? Hace mal, no cabe duda, pero no por picar entre horas, sino por tomar alimentos insanos.

VERDURA QUE SE HACE BOLA

Cuando pones a un bebé frente a un pincel y botecitos de pintura (¡aptos para bebés!) lo primero que hace, como te despistes un segundo, es introducir sus deditos en dichos botecitos y llevárselos a la boca. Lógicamente, pondrá cara de asco y empezará a sacar la lengua para que le quitemos ese sabor repelente. ¿Qué tiene eso que ver con las verduras y con los bebés y los niños? Pues mucho. ¿No probará tu hijo la verdura si nos ve a los demás comerla o si la tenemos por casa, a su alcance? Seguro que sí. Tarde o temprano se llevará a la boca una alcachofa al horno o un champiñón frito, como hace con la pintura, y decidirá si le gusta o no. Pero para ello no hace falta que yo haga ningún ritual, sólo tengo que dar ejemplo... y tener verduras en casa, sin duda.

La dieta de los adultos españoles es claramente deficitaria en verduras y hortalizas. Sabemos que son importantes, pero tomamos muy pocas. También sabemos que fumar o beber es arriesgado, y seguimos siendo líderes en tabaquismo y alcoholismo. Pero cuando tenemos niños, además de prohibirles fumar y beber, los obligamos, insistimos, suplicamos o intimidamos para que coman verdura. Como nos han dicho que comer verdura es sano, y queremos a nuestro niño sano, no paramos hasta que come ensalada. Pero que un día se la coma no significa que vaya a seguir haciéndolo durante años y años (los necesarios para que el consumo de verdura ejerza cierto efecto positivo sobre la salud).

Un interesante estudio publicado por Hendy en *Annals of Behavioral Medicine* planteó cómo conseguir que los niños aumentasen su consumo de verdura. Se probó el efecto de cinco tácticas:

1. Recompensarles.
2. Darles ejemplo.
3. Insistirles en que prueben sólo un bocado.
4. Ofrecérsela sin más.
5. Ponérsela delante y no hacer nada.

Ninguna táctica funcionó más que la otra. Otros muchos estudios, como he detallado anteriormente, han demostrado que la insistencia, a largo plazo, acaba siendo contraproducente.

Conclusión: no pierdas tu tiempo y no hagas nada «para que coma verduras». Cómetelas tú y a lo mejor tu hijo acaba imitándote... o no. Frutas, verduras y hortalizas comparten propiedades nutricionales y beneficios para la salud. Mejor dicho: comparten la *ausencia* de perjuicios para la salud. Si se las come, bien, y si no, pues también bien. ¿De qué sirve que tu hijo coma verdura los primeros años de su vida, si años más tarde ni la prueba? Si insistes a tu hijo, por las buenas o (mucho peor) por las malas para que se coma las verduras (o cualquier otro alimento), estás abonando el terreno de la aversión, del rechazo, de la «manía» por las verduras que presentan muchos adultos.

Imaginémonos que un buen día estás zampándote un delicioso plato de coliflor al dente, salteada con ajo tierno y perejil. De pronto, y sin previo aviso, tu hijo (que comparte mesa contigo) te hace la pregunta fatídica: «¿Qué comes?». Supongamos ahora que tú le respondes la pura verdad, y además a bocajarro: «Coliflor, hijo mío». Digo «a bocajarro» porque hay quien prefiere bautizar a la coliflor con eufemísticos nombres como «arbolitos de nieve», «nubecitas limpias» o similares, cosa que no comparto, como explico más abajo. El caso es que es más que probable que tu hijo exclame, con esa franqueza propia de la envidiable espontaneidad infantil: «¡Qué asco!».¿Qué le responderías tú? Te propongo cinco opciones de respuesta:

1. ¡Tú cómete tu plato y deja de decir impertinencias! A tu edad yo hablaba con respeto a mis padres.
2. (Dirigiéndote a tu cónyuge): ¡Cariño!, ¿has visto qué modales le enseñas a tu hijo? ¡Mano dura hace falta aquí!
3. No digas eso, hijo, la coliflor tiene propiedades anticancerígenas, y es rica en sustancias que rejuvenecen. Deberías comerla a menudo, es sanísima.
4. ¿Asco? No es verdad, está deliciosa, mira cómo disfruto, mira: ¡¡¡MMMMMMmmmMMM!!! ¿Lo ves? Prueba un poco y verás que te gusta.

5. La verdad es que a mí también me daba asco a tu edad, pero ya ves —dices levantando los hombros como el que no se entiende ni a sí mismo—, ahora me encanta.

Analicemos las repuestas, que la cosa tiene miga. Sobre la primera y la segunda hablo en el apartado «Frases o palabras que "malnutren" a tu hijo» de este capítulo, pero huelga decir que ni en sueños eso es una manera correcta de tratar a un niño o a un cónyuge. La tercera ni es del todo cierta ni la entenderá un niño por más que te esfuerces. La cuarta parece convincente, pero a mí no me convence en absoluto, por dos razones: 1) ¿usas la misma expresión cuando te tomas un café o una copa de vino delante de él? («¡Mmm, si supieras, Albertito, lo bueno que está este café con hielo!»). No, claro que no. Pues tu hijo, que no tiene un pelo de tonto, sabe cuándo usas la expresión con la intención de manejar sus gustos. Y 2) si el niño ha dicho «¡qué asco!» significa que no está predispuesto a disfrutar del (peculiar) sabor de la coliflor. La frase «prueba un poco y verás que te gusta» sólo la usaría cuando el niño se interese de verdad por mi plato, y no parece el caso. La respuesta correcta es la última.

Conviene dejarla caer con un tono que muestre que estás hablando de algo que para ti no tiene la menor importancia. Y no la tiene porque 1) es irrelevante comer o no comer coliflor, y 2) si te empeñas (por las buenas o por las malas) en que le guste la coliflor, puede que acabe odiándola. Yo respondería la quinta frase, como digo, y seguiría comiendo como si tal cosa. Acto seguido, volvería a centrar la conversación en temas verdaderamente trascendentales, como por ejemplo: el celo (la cinta adhesiva que se emplea para pegar) ¿sirve para arreglar un avión? La de horas de conversación divertidísima que se pueden ganar sentados a una mesa con un niño, dando vueltas a temas así de simples. Si lo haces, es más probable que el niño, ante tu despreocupada franqueza, se interese por esa coliflor que tú ingieres con tanta naturalidad. Aunque también es posible que tu naturalidad no surta efecto hoy, sino que lo haga días, semanas o años después.

O nunca. ¿Y si jamás prueba la coliflor? Pues no sufrirá carencias o déficits nutricionales de ningún tipo, te lo aseguro. Millones de personas en el mundo no la han catado en su vida, y apostaría una muela a que no han muerto por ello. Lo que sí es seguro es que, como he señalado antes, soltarle al niño cualquiera de las primeras cuatro posibles respuestas puede ser contraproducente.

Aquí tienes un pequeño listado de posibles temas que podrían ayudarte a que, cuando compartas mesa con tus hijos, te centres no en «inculcarles» hábitos alimenticios (lo que genera aversiones, fobias y resistencias), sino en lo verdaderamente importante, es decir, en que se lo pasen bien contigo:

- ¿A las piedras les duele cuando las tiramos contra un muro?
- Vamos a contar hasta el último número de todos: el chorrocientosmil.
- Un día tenemos que probar a andar con la cabeza. ¿Te imaginas?
- Si «blanco» es lo contrario de «negro», ¿qué es lo contrario de «papel»?
- La palabra «agua» ¿moja cuando la escribes?
- ¿Cómo puede ser que con unos ojos tan pequeños veamos tantas cosas?
- Nosotros ¿somos de broma o de verdad?
- Dormir ¿no consiste en realidad en un pestañeo muy largo, un parpadeo que dura diez horas?
- [...]

He dicho que explicaría por qué no comparto lo de llamar «arbolitos nevados», «nubecitas limpias» o demás circunlocuciones a la coliflor. Tiene su gracia que llames «pendientes» a las cerezas, o «canicas de Saturno» a los guisantes, qué duda cabe. Pero si el objetivo que persigues al hacerlo es que tu hijo coma esos alimentos, vamos por mal camino. Él detectará tarde o temprano lo que pretendes, y es probable que pierda su interés natural por tales alimentos, cosa que no debería ocurrir. ¿Verdad que a los caramelos de fresa no les llamas «diamantes carmesís»? ¿A que no nombras al chocolate como «lingotes de oro oscuro»? A tu hijo no se le escapan semejantes contradicciones. Opino lo mismo con respecto a denominar a las frutas «sport chuches», o en relación a esos platos de verduras haciendo formas de caras. Quien lo propone no da de comer a sus hijos.

Un último pensamiento sobre las verduras. ¿De verdad no le gusta ninguna? Cada uno entiende algo distinto por «verdura». Lo que los españoles entendemos por que nuestros hijos «coman verdura» sonaría rarísimo a un papá chino, indio, ruso o groenlandés. Hay muchas, muchísimas clases de verduras. Lo digo porque un boniato al horno es una verdura (en realidad, una «hortaliza») de lo más sana, y que a los niños suele encantarles. ¿Y qué me dices de unas apetitosas croquetas de setas, de un pimiento a la brasa, de unas tiritas de zanahorias o de unos espárragos verdes salteados? La berenjena o el calabacín rebozados, irresistibles. Las empanadillas de espinacas salteadas con ajo y piñones... deliciosas. El gazpacho, exquisito. Unas alcachofas horneadas, con un chorrito de aceite de oliva, *boccato di cardinale*. Evita la monotonía, busca recetas, libros, pide consejo a tus padres, familiares, amigos. La gastronomía, además de ser un arte sabroso y divertido, no está reñida con comer de forma saludable y satisfactoria.

LA CARNE SUELE HACERSE BOLA. OTRA RAZÓN PARA NO ABUSAR DE ELLA

Cité en la página 127 («Alimentación como los adultos... sanos») varios motivos por los que resulta conveniente no abusar de la carne (roja o blanca). Uno más es que si hay algo que se les haga bola a los niños, ese algo es la carne. Una amiga, al explicarle que estaba escribiendo este libro, recordó que de pequeña, sus padres, cansados de que «hiciese bola» con la carne, cogieron la bola que ella había escupido, la frieron y se la volvieron a servir en el plato en forma de albóndiga. Qué horrible escena, grabada para siempre en la mente de mi amiga. No cometas esa clase de errores con tus hijos.

A los niños europeos les sobra proteína (la carne y el pescado son dos de las principales fuentes de proteína) y los excesos de dicho nutriente no son «moco de pavo», tal y como han demostrado Lagiou y colaboradores en el número de junio de 2012 del *British Medical Journal*. Aquello de «carne para comer y pescado para cenar» más que sabiduría popular es ignorancia popular. El consenso FESNAD-SEEDO, antes citado, señala:

> *Evidencia*
> El elevado consumo de carne y procesados cárnicos podría incrementar la ganancia de peso y el perímetro abdominal (Evidencia Nivel 2+).
>
> *Recomendaciones*
> Limitar el elevado consumo de carne y productos cárnicos puede evitar la ganancia de peso debida a este factor (Recomendación Grado C).

Los niños vegetarianos ¿cubren sus necesidades de proteínas? Si es así, no hará falta que te preocupes por este nutriente. Y es así, las cubren sobradamente: una dieta vegetariana equilibrada es compatible con un buen estado de salud en cualquier etapa del ciclo vital (eso incluye los suplementos de vitamina B12, sobre todo en veganos, y el consumo habitual de pequeñas cantidades de sal yodada[15]). Es más, dicha dieta puede ser de ayuda en la prevención y en el tratamiento de determinadas enfermedades, según indican varias sociedades de referencia en nutrición humana. Una de dichas enfermedades es la obesidad. Fíjate en cómo se expresa al respecto el consenso FESNAD-SEEDO:

---

15. La sal yodada (que no «marina») debería ser la sal de elección para toda la población española.

Evidencia

Las dietas vegetarianas están asociadas en adultos sanos con índices de masa corporal menores (Evidencia Nivel 2+).

Recomendaciones

El consumo de dietas vegetarianas podría conducir a una menor ganancia de peso con el tiempo en adultos sanos (Recomendación Grado C).

Todo comité de nutrición estadounidense, canadiense o europeo reconoce que los alimentos de origen vegetal pueden utilizarse como las principales fuentes alimentarias que contribuyan a una dieta equilibrada... y eso incluye a los niños. La dieta vegetariana en la infancia debe planificarse adecuadamente, por supuesto, aunque eso también podemos aplicarlo a la dieta omnívora. ¿Acaso no son los problemas dietéticos en la infancia una prioridad de salud pública en las agendas de las autoridades sanitarias de toda Europa?

En otras palabras: nuestros niños pueden construir sus músculos sin carne (sea roja o blanca) pero también sin pescado. Un motivo más para no obligar a un niño a comer. Si te preocupa su dieta, recuerda que si en ella existen pocos alimentos superfluos todo irá sobre ruedas.

¿DEBO RESPETAR EL APETITO DE MI NIÑO CON OBESIDAD?

La respuesta es un «sí», que matizaré más adelante. Permite que incluya antes algunas consideraciones sobre la obesidad, cuyas causas escapan al control del niño —o del adulto— que la padece. Es una enfermedad multifactorial en la que confluyen diferentes aspectos, de entre los que cabe destacar las bajas tasas de lactancia materna, la alimentación insana y el sedentarismo. En cualquier caso, como este capítulo gira en torno a los niños a los que se les hace bola la comida, es pertinente hablar de una revision sistemática de la literatura científica, publicada en abril de 2011 en la revista *International Journal of Obesity,* que concluye que alimentar a los niños cuando no tienen hambre se relaciona con la obesidad infantil. Entrar en la vida adulta con obesidad duplica el riesgo de morir prematuramente, eso por no hablar del rechazo y de la estigmatización social que suelen acompañar, lamentablemente, a la obesidad. Así pues, más vale prevenir que lamentar.

Esto nos lleva a la siguiente pregunta: ¿tiene tu hijo riesgo de sufrir obesidad cuando sea adulto? Responde tú mismo/a formulándote esta cuestión: ¿tengo yo sobrepeso u obesidad? Un niño obeso con unos padres con un peso normal presenta menos riesgo de ser obeso de mayor que un niño delgado con unos padres con exceso de peso. La genética influye un poco en este riesgo... pero poco. Es decir, el peso de los padres predice el riesgo de que un niño presente obesidad cuando sea adulto de manera más precisa de lo que lo hace el peso actual de ese niño. ¿Por qué sucede esto? Por varios motivos. Para empezar, los hogares de ambos niños suelen diferenciarse en los hábitos de ejercicio físico y en los hábitos alimentarios. Además, el tamaño de las raciones de los alimentos servidos tiende a ser mayor en las familias en las que alguno de sus miembros padece obesidad. Pero además, los padres con exceso de peso a menudo fuerzan (sin darse cuenta) a sus hijos a que se «acaben el plato» con más frecuencia que los padres en normopeso, y suelen considerar la normalidad del peso de sus hijos «al alza» (cuanto más «fornido», mejor). Por todo ello, lo primero que tiene que hacer un profesional sanitario ante unos progenitores con obesidad que acuden a la consulta por cualquier problema médico de su niño es revisar la dieta y el estilo de vida de esos padres.

La duda ¿tiene mi hijo obesidad? debe responderla un pediatra, y de paso evaluar si existe alguna alteración asociada para plantear, en su caso, un tratamiento. ¿Dietético? No, médico. El tratamiento dietético del niño con obesidad debe recaer en manos de un dietista-nutricionista. Consiste en subir el volumen de las mismas normas que aplicamos para la alimentación de cualquier niño sano: poner a su alcance alimentos saludables, alejar de su vista los superfluos, promocionar el consumo de integrales (ej: pan integral, pasta integral, arroz integral), fomentar el ejercicio físico y permitir que coma en función de su apetito. Has leído bien: incluso en niños con obesidad bien diagnosticada se insta a que sean ellos quienes decidan cuánto y qué comen (entendiendo que los alimentos a disposición del niño sean saludables), y se exhorta a los padres o cuidadores a que eviten a toda costa la imposición de restricciones u obligaciones:

> Permita que el niño autorregule sus comidas y evite el uso de conductas alimentarias restrictivas.

El consenso en que aparece esta afirmación fue firmado, en diciembre de 2007, por doce sociedades científicas de referencia (revista *Pediatrics*):

- American Academy of Pediatrics
- American Dietetic Association
- National Association of Pediatric Nurse Practitioners
- Association of American Indian Physicians
- American Heart Association
- National Association of School Nurses
- American College of Sports Medicine
- The Obesity Society (formerly NAASO)
- The Endocrine Society
- American College of Preventive Medicine
- American Academy of Child and Adolescent Psychiatry
- National Medical Association

Alguien se sentirá tentado de «poner a dieta» al niño con exceso de peso, lo cual puede ser un grandísimo error. Y digo «puede» porque depende de lo que interprete cada uno por «poner a dieta». Si interpreta «establecer un patrón de alimentación saludable con un incremento del ejercicio físico habitual», estamos todos de acuerdo. Pero si cree que hay que «restringir las calorías» que toma el niño o seguir una dieta de moda (esas que prometen un éxito garantizado, y que tienen nombres y apellidos —ej: dieta Dukan—), ahí sí que hay error. Si tu hijo tiene exceso de peso, no se te ocurra dejarlo en manos de un terapeuta «alternativo». Tal y como expuse en el libro *No más dieta*, las terapias alternativas traen consigo numerosos riesgos y pocas ventajas. Si no te gusta el profesional sanitario que visita a tu hijo, cambia de médico o pide una segunda opinión, pero no conviene que dejes algo tan importante como la salud en personas no cualificadas. Nuestro Sistema Nacional de Salud lo tiene claro: «Se recomienda no utilizar terapias alternativas para el tratamiento del sobrepeso y la obesidad en la población infantil».

En menores de dos años está desaconsejado limitar la ingesta calórica, ya que ello podría afectar negativamente a su crecimiento. Y en los mayores no está demostrado que sea útil. En el ámbito científico no hay discusión: los padres que no pretenden educar con palabras, órdenes, sobornos o castigos sino con el ejemplo crían a hijos que imitan inconscientemente los patrones de estilo de vida saludable de sus progenitores. Es más, estudios bien diseñados, como los aparecidos en 2011 en *International Journal of Obesity* (abril) y en *Pediatrics* (febrero) prueban que tratar *exclusivamente* a los padres resulta eficaz para controlar el peso de sus hijos.

En todo caso, de este apartado extraemos una conclusión importante: ni siquiera en niños con obesidad correctamente diagnosticada está justificado que controlemos externamente sus señales innatas de hambre y saciedad.

FRASES O PALABRAS QUE «MALNUTREN» A TU HIJO

Si es cierto que obligar a comer al niño puede conducirlo al sobrepeso, que prohibir es despertar el deseo, que restringir la ingesta no está justificado ni siquiera en niños con obesidad, y

CÓMO «MALNUTRIR» A UN NIÑO POR LAS BUENAS, POR LAS MALAS O POR LAS REGULARES

Conducta/s	Frase
Amenaza	«¿Te gusta la Nintendo? Pues ya sabes.» «Como abras la boca mientras comes, te doy un guantazo.» «¿No ves que todas las tardes me obligas a gritarte? Te he dicho mil veces que hasta que no te acabes toda la merienda no irás al parque a jugar.»
Chantaje emocional	«¡Con la de niños que se mueren de hambre y tú desperdiciando comida!» «La mami se quedará triste si no te lo acabas.» «Cómetelo o tendré que tirar la comida y no tenemos dinero para comprar más.»
Hostilidad y/o despotismo	«En la mesa no se habla, ¿en qué idioma te lo tengo que decir?» «En esta casa se comen sesos porque yo lo digo.» «¿Se puede saber a qué esperas para acabártelo todo? ¿A que me enfade?»
Humillación	«Mañana explicaré a tu profesora y a tus amiguitos lo mal que comes.» «Aquí tienes tu comida: lo que te dejaste anoche.» «Tu hermanito pequeño ya se lo ha acabado y tú todavía ahí haciendo el ganso. Tendré que llevarte a la guardería otra vez.»
Mentira	«Si no te lo comes, no crecerás.» «Si no comieras tan mal, estarías más guapo/a.» «Fíjate Popeye lo fuerte que está comiendo espinacas.»
Presión, coacción, coerción	«¿Te cansas de oírme? Pues come de una santa vez y no me oirás más.» «Un poquito más y ya está, que no te cuesta tanto.» «Te lo compro, pero te lo tienes que comer todo, ¿eh?»
Terror	«Te llevaré al hospital y tendrán que dártelo por sonda.» «Como vomites te lo haré tragar, como el otro día.» «A tu habitación, y a oscuras. Así hasta que comas.»
Violencia y/o maltrato psicológico	«Te tapo la nariz por tu bien, para que te lo tragues.» «Si no te lo has acabado en un minuto, te vuelvo a llenar el plato.» «No me obligues a darte otro capón.»

que los padres hemos de limitarnos a poner alimentos saludables a su alcance y a predicar con el ejemplo, si todo eso es cierto, las frases que aparecen en la tabla de la página anterior están
totalmente de más. Me encantaría decirte que me las he inven-
tado, pero no es así: he escuchado estas y muchas otras frases
similares de padres y madres con los que he compartido mesa
(con múltiples palabrotas intercaladas, que no he incluido en la
tabla en aras del decoro). Tienes mi apoyo si prefieres no leerlas:
yo he llorado al escribir algunas de ellas.

Te imploro que si las utilizas dejes de hacerlo desde ahora
mismo y para siempre jamás. Pueden conducir, a largo plazo, a
diversos tipos de desequilibrios dietéticos y psicológicos. La tabla refleja, entre otras cosas, que hay padres que se toman como
un reto personal que su hijo aprenda a comer «como Dios manda», como si de ello dependiera su propia imagen como padres
ante la sociedad. Me gustaría preguntarles cómo se sentirían si,
mientras realizan un informe en su trabajo, el jefe entrase a menudo en su despacho con frases como éstas:

- ¿Cómo lleva ese informe, Bermúdez?
- Hasta que no acabe el informe, Bermúdez, no puede levan-
tarse de ahí.
- De este informe, Bermúdez, depende su futuro.
- Sé que está agotado, Bermúdez, pero... ¡un esfuerzo final!
- ¿Se queja por el informe, Bermúdez? No se atreva.
- ¿Usted sabe, Bermúdez, cuánta gente «moriría» por ocupar
su puesto?
- Esperamos grandes cosas de usted, señor Bermúdez.
- ¡¡¡ Bermúdez!!!

Sustituye «informe» por «plato» y entenderás por qué los
ambientes negativos a la mesa generan resistencias, aversiones y
desequilibrios no sólo psicológicos sino también fisiológicos:
los padres partidarios de un estilo de crianza autoritario (que
incluye pretender controlar la alimentación del niño) multipli-
can por cinco las posibilidades de que sus hijos padezcan obe-

sidad en la edad adulta. Así de claro lo dejó una rigurosa investigación al respecto llevada a cabo por Stang y Loth (*Journal of the American Dietetic Association*, 2011). La flexibilidad la enseñamos siendo flexibles, tenlo en cuenta. Y muérdete la lengua antes de decir sinrazones como «si te levantas de la silla no hay postre».

Hay otras palabras que pueden engordar: unas son las que promueven el sedentarismo (¡ahí quieto!, ¡no te muevas tanto!) y otras son los diminutivos, cuando los aplicamos a alimentos superfluos: galletitas, crusanitos, zumitos, chocolatitos, pastelitos, heladitos, refresquitos y bolsitas de patatitas. Dichos diminutivos transmiten el erróneo mensaje de que esos alimentos son poca cosa, un tentempié de nada, cuando es justo al revés. Como ejemplo, media barra de pan (a la que nadie llama «panecito»), que pesa cien gramos, aporta un modesto gramo de grasa, mientras que la misma cantidad de galletas maría (¡galletitas!) aporta veinte gramos de grasa (¡veinte veces más!), la mitad de las cuales son las peligrosas grasas saturadas, cuyo sobreconsumo nos hace engordar y nos sube el colesterol. ¿Te han dicho que el pan engorda? ¡Te han mentido!

RESPONSABILIDAD COMPARTIDA

Sería injusto que, después de tanta monserga, no propusiera algo mínimamente constructivo para abordar esta trama llamada «se me hace bola». Hablé de la división de responsabilidades a la hora de comer en la página 110, refiriéndome a bebés. Si intuiste que dicha división también se aplicaría a los niños más mayores, estabas en lo cierto.

El cuadro que aparece en la página siguiente no lo he elaborado a partir de ideas locas de una asociación de padres supuestamente extremistas de la «educación libre», sino tomando como base un cuadro similar que encontrarás en la página 110 del *Pediatric Nutrition Handbook*, el manual de nutrición infantil al

DIVISIÓN DE RESPONSABILIDADES	
Responsabilidades de los adultos	**Responsabilidades del niño**
Escoger qué alimentos hay en casa, cuáles presentamos en las comidas y cómo los presentamos.	Participar en la selección de alimentos *saludables* que habrá en el hogar o que formarán parte de los menús que él comerá.
Proponer, teniendo en cuenta las preferencias de nuestro hijo, los horarios para las distintas comidas del día.	Decidir si quiere comer o no (en función de su apetito).
Ofrecer una ración de alimento adaptada a su edad.	Comer la cantidad que le apetezca de lo que le ofrecemos. Si quiere más, le serviremos más.
Escoger el sitio donde se come en casa y promover un buen ambiente a la hora de comer, sin regañinas, imposiciones o discusiones.	Decidir si quiere sentarse con nosotros a comer o si prefiere hacer otra cosa.

que he hecho referencia al inicio de este capítulo, editado por la Academia Americana de Pediatría. Opinan de igual forma dos de los comités más prestigiosos en el ámbito de la nutrición: el de la Asociación Americana de Dietética y el de la Asociación Americana del Corazón. ¿No te fías de los gringos? Pues vayamos más cerca y leamos cómo se expresa al respecto la Agencia de Salud Pública de Cataluña, en su documento «La alimentación saludable en la etapa escolar», recién salido del horno (2012):

> Tanto si se come en casa como en el comedor escolar se debe respetar la sensación de hambre que expresa el niño.

El apetito de los niños, ya lo he comentado en otros capítulos, se define con dos palabras: «errático e impredecible». No hay que forzar a los niños a comer. Debemos recordar que lo normal en estas edades es que existan grandes variaciones en la cantidad de calorías que toman los menores de un día para el otro e incluso dentro del mismo día, de una a otra comida.

Si te cuesta asimilar la frase «que coman lo que quieran dentro de una oferta de alimentos saludables», sustitúyela por esta otra: «Que se vistan como quieran de entre lo que tienen en el armario». Cuando en dicho armario hay ropa de invierno y estamos en verano, puede que a tu hijo le apetezca ponerse un chaquetón. Y viceversa, si hay ropa de verano y estamos en pleno invierno, tendrás que enfrentarte a él si quiere ir en bañador. Peor será si ese armario tiene en su interior, y a la vista, ropa que reservamos para ocasiones especiales: los disfraces. Que conste que yo no tengo inconveniente en que mis hijas usen disfraces de forma habitual, aunque entiendo que otros padres puedan tenerlo. El armario de un niño pequeño no debería tener, en suma, ropa que no le corresponde, y así nos evitaremos muchos conflictos. Algo totalmente válido para la despensa de nuestro hogar.

Tampoco vestimos a nuestro niño con todo tipo de ropa. Basta con entrar en una tienda de moda infantil para comprobarlo. Su (y tu) variedad de ropa es limitada, y está dentro del referido armario. No estaremos más guapos/as poniéndonos «de todo», ni más sanos si comemos «de todo». Hacemos una sensata selección de las (muchas) posibilidades escogiendo ropa que no nos desfavorezca, dentro de nuestros gustos y preferencias, y comida que tampoco nos desfavorezca (comida basura), también dentro de nuestros gustos y preferencias.

Resulta paradójico que, en ocasiones, los mismos padres que obligan a sus hijos a que se vistan solos (para fomentar una mal entendida «autonomía») obliguen a sus hijos a comer todo lo que les han puesto en el plato. ¿En qué quedamos?

Toma nota del siguiente «decálogo» de consejos, que he construido con la ayuda de unos cuantos refranes, para ayudarte a poner en práctica la teoría de la «responsabilidad compartida»:

1. La variación del apetito de los menores es muy grande. Hay niños que comerán el doble que otros y eso es algo totalmente normal.

2. Tu hijo comerá y beberá, salvo en raras ocasiones, lo que necesita en cada momento de su crecimiento; él conoce sus necesidades mejor que nadie.

3. «Prohibir es despertar el deseo», dice un refrán. No prohíbas alimentos. Si consideras que un alimento no es saludable, limítate a no tenerlo al alcance o a la vista de tu hijo, algo que resume otro ilustre refrán: «Ojos que no ven, corazón que no siente».

4. Conviene abandonar la costumbre de presionar a los niños para que coman (o que no coman) o la práctica de intentar «inculcarles» buenos hábitos.

5. No obligues jamás a comer a un niño. Si consigues que coma cada día «de más» (es decir, por encima de su apetito), puedes convertirlo en obeso al cabo de dos años.

6. Otro refrán la mar de apropiado. «No comer por haber comido, no hay nada perdido». No hay problema en que tu hijo pique entre horas, siempre y cuando lo que coma sean alimentos saludables. Y si en la siguiente comida quiere comer menos, o no comer, hazle caso. Tú también cenas unas noches más que otras, y no te gustaría que un dietista-nutricionista te reprendiese por ello.

7. Para ir en bicicleta se necesita tener una bicicleta. Para comer de forma saludable hay que tener en los armarios y las neveras alimentos saludables. Echa una ojeada a tu despensa. ¿Cuántos alimentos superfluos hay en las estanterías? Cuantos menos (y eso incluye las bebidas alcohólicas), mejor para todos. Un alimento insano es mucho más insano para un niño: que no esté en casa.

8. Que el consumo de zumos sea, en su caso, esporádico. Aunque sean caseros.

9. Hablando de bicicletas, intenta que tu hijo tenga muchas oportunidades para jugar de forma activa. El ejercicio y la alimentación están estrechamente relacionados.

10. «Una cosa es predicar y otra dar trigo» es el último refrán de esta lista. Impartir buenas enseñanzas pero no hallar el momento de dar ejemplo poniendo las «doctrinas» en práctica no es un buen método de educación.

SER RESPETUOSO NO ES «MALCRIAR»

Acabo este capítulo con una (otra) anécdota personal. Cierto día de enero del año 2012, nuestra pequeña Clara, con cuatro años, se despertó a las tres de la madrugada, hambrienta como ella sola, pidiendo al cielo una tortilla. Sin dudar, y sin pararnos a pensar si había cenado o no la noche anterior, mi mujer y yo hicimos la tortilla medio dormidos, y Clara se la comió encantada, volvió a dormirse encantada, y todos encantados. Pues bien, tuve la ocurrencia de explicar esta anécdota en un curso en el que participé como docente ese mismo año, mientras hablaba de la división de responsabilidades antes descrita. ¿Fomenté la tiranía infantil hacia los padres? ¿El *malcriamiento* de los niños? A una alumna (a la que llamaré «madre A») le pareció que sí. Al día siguiente apareció una reflexión suya al respecto en el foro online del curso:

> Madre A:
> Apreciado Julio: [...] creo que mis hijos aparte de poder disfrutar comiendo [...] también aprenden que en casa comemos lo que mamá o papá han cocinado para ellos [...] que debemos estar agradecidos de poder comer cada día [...]. No acabo de visualizar una cena donde todos comemos brócoli pero uno espaguetis porque no le gusta el brócoli [...]. Existe un proceso de educación donde el niño o la niña aprende que en casa *mandan* el padre y la madre y no él o ella. [...]. Creo que si no es así, corremos el riesgo de educar niños a los que les cueste aceptar un «no» por respuesta o que tengan poco autocontrol delante de una situación donde haya que tener paciencia o hacer alguna cosa que no les apetece (hacerse la cama, cenar sentado y no de

pie, etc...) [...] no veo adecuado decir a una madre que, si hace falta, le haga a la niña una tortilla cuando le apetezca aunque sea de madrugada. Saludos cordiales, «A».

Eché de menos que me dijera: «Estás entrenando a tu hija para que te manipule». No quiero saber qué me habría dicho de enterarse de que practicamos el colecho, o de que muchas noches de verano abanicamos a nuestras hijas hasta que se quedan dormidas. Tres madres, también alumnas del curso, respondieron a la «madre A» antes que yo. La «madre B», dijo:

> Querida «A»: [...] con mis dos hijas lo hice así (respetando sus necesidades), y la mayor es una niña de nueve años superrespetuosa a la mesa, come muy bien y es un gustazo verla, y la peque aún hay veces que no se sienta a comer (tiene tres añitos), porque sencillamente no tiene apetito. Si tu miedo es por la crianza, te digo que la niña pone la mesa cada día contenta, cena sentadita [...] sin frustración ni nada parecido, porque su tiempo de correr por la casa con el culo al aire, hacer berrinches, cenar un plato de olivas y una manzana o irse a dormir sin cenar por no tener apetito [...] ¡¡¡ha pasado!!! Ha quemado etapas. Atentamente, «B».

> La «madre C», opinó así:
>   Buenos días, «A»: [...] Si mi hija no tiene apetito por la noche, sería absurdo que la obligara a comer, porque ella tiene que guiarse por lo que le pide el cuerpo, y si su cuerpo le dice que no siga comiendo, por algo será. Creo que es un punto básico para evitar la obesidad [...].

La he interrumpido (sigue a continuación) porque Stang y Loth citaron en septiembre de 2011, en la revista *Journal of the American Dietetic Association*, varios estudios que le dan la razón: permitir que el niño se guíe por lo que le pide el cuerpo (siempre y cuando no sea a base de comida basura, se entiende) es un «punto básico para evitar la obesidad». Pero sigamos leyendo a esta sabia mamá:

[...] Si a las tres de la madrugada se despierta con hambre, me dará rabia, claro, pero no voy a dejarla con hambre, ¡faltaría más! Lo mínimo es que le ofrezca comida para que pueda seguir durmiendo. Más de una vez me desperté a cualquier hora con hambre o sed, más allá de si había comido o no durante el día, a veces basta una comida muy salada para morirme de sed por la noche. Siendo que nuestros hijos a determinadas edades no pueden servirse solos, aunque se autorregulen la ingesta de alimentos, somos nosotros quienes debemos ponerlos a su disposición. Está claro que molesta levantarse de madrugada, y que a veces los padres sentimos que tal y como son y actúan nuestros hijos de niños serán de adultos si no los «corregimos», pero esto está lejos de la realidad, porque adquirir hábitos y costumbres es algo que nos lleva muchos años, y recién lo hacemos de adultos (y además ahí es cuando más nos cuesta cambiar hábitos a veces malos). [...] Más me preocupan a mí los niños que son obligados a comer sin tener hambre (que pierden el control de su apetito), que lo veo cada día, o pequeños a los que obligan a pasar cuarenta y cinco minutos sentados a la mesa contra su voluntad, haciendo de la comida un momento desagradable. Desgraciadamente esto es algo que veo mucho. Cordialmente, «C».

Lamentablemente, yo también he observado que algunas madres y padres desprecian el apetito de sus hijos, como si su escasa edad los invalidara para decidir cuándo y qué quieren comer. Por último, la mamá D también aportó su granito de pimienta a este debate:

Hola, «A»: [...] pienso en mi experiencia como hija, y en cosas que he visto a mi alrededor; por ejemplo mi prima, que siempre tenía que comerse lo que le hacían y todo lo que había en el plato, y los problemas que tuvo con la comida cuando fue adolescente, y la obesidad que tiene ahora, y casi prefiero que mis hijos coman la comida que les gusta ahora y de todo cuando sean mayores. Creo que lo importante es que el niño sea feliz, y que viva el momento de la comida como algo natural y que es para ellos, no para gustar a los demás. [...] Creo que es hacer chantaje emocional decirle que lo hemos preparado para ellos con todo nuestro amor, que cuando acaben de comer podrán jugar... cosas así que la mayoría de nosotros decimos y que también «obligan»al niño/a a comer. Saludos, «D».

Poco más podía aportar yo, como puedes imaginar. De todos modos, respondí como sigue:

Apreciada «A»: [...] Comentas que no te parece adecuado que yo, como docente, señale que no pasa nada por dar una tortilla a un niño hambriento a las cuatro de la madrugada. Es cuestión de puntos de vista. A mí me parece lo contrario. Si lo miro estrictamente como dietista-nutricionista, sólo puedo repetir lo que indican los consensos que comenté en clase [...]: debemos responder a las señales de hambre y saciedad del niño. [...] Indicas también que en casa *mandan* el padre y la madre, y que si pones brócoli, el niño se lo tiene que comer. Yo no opino lo mismo, y comenté (y dejé por escrito, de nuevo remitiéndome a los consensos de las autoridades en nutrición —no es una opinión mía como padre—) que los niños deben participar en la selección de alimentos (no comida basura, se sobreentiende), y decidir qué y cuánto comen de lo que los adultos ofrecen. En cuanto a que eduquemos a niños que no acepten el «no» por respuesta, pues también podemos verlo al revés: educar a los padres para que acepten de sus hijos el «no» por respuesta, con el objetivo (educativo) de que nuestros hijos entiendan que cuando ellos dicen «no», sus padres se lo respetamos. Así, llegado el día, ellos sabrán decir «no» cuando alguien quiera tomarles el pelo, agredirlos, robarles o cualquier otra tropelía. ¿Yo no les digo «no» a mis hijas? Pues claro, mucho más a menudo de lo que me gustaría (ayer, sin ir más lejos, la mediana quería pelar patatas con un cuchillo afiladísimo, y le dijimos que no, obviamente), pero para eso no necesito ningún consenso de expertos ni nadie que me lo recuerde. El «no» hay que reservarlo para cuando es imprescindible. Cuantos más «sí» les podamos decir (y con la comida podemos permitírnoslo), pues mejor. Un abrazo, Julio.

La «madre A» no contestó. ¿Debo obligar a mi hija a que se duerma llorando de hambre para que aprenda *nosequé* normas? ¿Tengo que insistir para que se coma el brócoli, aunque le entren arcadas y se le haga bola? No vale la pena, créeme. Si a un invitado le respetas cuánto, cuándo y qué quiere comer en tu casa, ¿por qué no hacerlo con tu hijo? ¿Acaso no es un invitado? Quizá mientras lees estas líneas mis hijas ya se han emancipado. Por ello, en casa, más que «enseñarles a comer» (¿hace falta un profesor para aprender a abrir la boca, masticar y tragar?), les enseñamos que sus deseos, sean a la mesa, en la calle o donde sea, se tienen en cuenta, son valorados y respetados. Con ello aprenden a valorar y a respetar al prójimo (¿cómo se enseña sino con el ejemplo?), y también a sentir que son mujeres valiosas y respetables.

Escribo estas últimas líneas, todavía sudoroso, después de volver de correr un rato. Suelo hacerlo cuando encuentro un momento para ello: me escapo hasta Collserola, la preciosa sierra que tenemos a tiro de piedra desde casa, y muevo un poco el esqueleto para disfrutar de la maravillosa sensación de correr. Hoy, sin embargo, no he ido solo. Mientras me calzaba las zapatillas de deporte, Clara, la de la tortilla, me ha dicho: «¿Puedo ir contigo, papi?». «¡Por supuesto, bombón!», he contestado sin poder disimular la alegría.

Y ha sido una experiencia extraordinaria. Correr con una niña de cinco años no tiene precio, más aún si es tu hija. Mientras la veía avanzar a mi lado, tan atlética, con un estilo impecable, con una sonrisa franca que reflejaba que no se estaba cansando lo más mínimo, me he acordado de la cantidad de personas que nos han dicho durante estos años que la estábamos «malacostumbrando» por cogerla en brazos siempre que nos lo pedía.

— ¿Podremos repetirlo mañana, papi?

— Por supuesto, amor.

Epílogo

Cuando Julio me pidió que escribiera este epílogo me encontré describiendo las ideas fundamentales de su tercer libro, prologado por mi amigo Carlos. Como a los niños que les dan de comer sin que lo esperen, «se me hizo bola» y no tardé mucho en darme cuenta de que el libro es de lo más digerible y fácil de engullir que se nos puede plantear.

Seguro que como madre o padre normales el libro le ha sido útil y divertido. Hablando de la alimentación infantil, aborda los temas que desde la salud pública, la nutrición, la pediatría y la puericultura todos deberíamos manejar para sobrevivir a las presiones de la «buena alimentación» con exceso de publicidad y estímulos que pueden llevarnos desde la malnutrición por defecto —con gran importancia en otros lugares e incluso ahora con la crisis en nuestro entorno— hasta la malnutrición por exceso que implica la obesidad, que es la nueva epidemia no sólo en nuestro entorno sino también en aquellos países de renta baja en los que la malnutrición por defecto sigue siendo importante.

Con el libro hemos aprendido algunas ideas sobre el desarrollo del sentido del gusto y de una alimentación adecuada con ejemplos prácticos surgidos de una gran imaginación con invención de nuevas palabras, muy útiles a los padres para entender y a los profesionales para explicar cómo funciona la alimentación. Julio ha hecho en todo momento publicidad de alimentos sanos que debería ser pagada por los que emiten horas y horas de publicidad de alimentos malsanos, haciendo hincapié en la lactancia materna de la que no vemos anuncios en la tele y que él nos la plantea como paradigma de la alimentación.

Ha usado el sentido común a conciencia y con ciencia, aportando referencias científicas múltiples a sus comentarios: ¡maravilloso! Aunque siempre hay quien dirá que existen estudios que demuestran lo contrario, yo los invitaría a que los difundieran con una clara demostración de no tener conflicto de intereses creados, que no se ven leyendo el libro. Bueno, algún conflicto de interés sí: se han notado en todo el libro sus ideas y preferencias sobre un estilo de vida saludable que, respetando en todo momento a quienes no piensan igual, nos han ayudado a muchos a que estemos más sanos perdiendo peso y aprendiendo a comer.

El libro nos ha dado herramientas para que elijamos la alimentación para nosotros y nuestros hijos, predicándoles con el ejemplo; para mejorar nuestra autoestima haciéndonos autosuficientes en la elección y para promover una filosofía de vida: el respeto a las decisiones que ellos toman.

¡Gracias, Julio!

Luis Ruiz Guzmán,
pediatra, y miembro de la junta y responsable
de la salud materno infantil del comité UNICEF Cataluña

Agradecimientos

La gran mayoría de las ideas que dan forma a este libro han surgido de tu inteligente (y preciosa) cabecita, Olga, así que mi primer agradecimiento es para ti. Por eso y por muchas cosas más, como las horas y horas cuidando de la casa y de las niñas mientras yo luchaba contra mi torpeza como «escritor». Gracias por quererme tanto y por ser una persona tan maravillosa. Te amo.

Quince personas más me han ayudado mucho, muchísimo, en este libro, y les debo un agradecimiento descomunal (y, si quieren, una canción, un poema o un monumento). Las enumero en orden alfabético: Alicia Costa, Ana Basulto, Antonio Ortí, Carlos González, Clara Basulto, Cristina Armiñana, Eduard Baladia, Elisa Medina (no me cansaré nunca de darte las gracias, Elisa, por tu tiempo, por tus sabios comentarios y por tus acertadísimas correcciones), Luis Ruiz, Mar Alegre, María Basulto, Maria Manera, Marta Pérez, Juanjo Cáceres y Pilar Amigó.

El apoyo de mis padres y de mis suegros, como siempre, ha resultado imprescindible: un millón de gracias. Y un último «gracias» con muchos ceros, por las ideas, las metáforas, las anécdotas o el apoyo recibido de esta gran lista de amigos o familiares (también en orden alfabético): Alexis Rodríguez, Andrés Roca, Anna Vivó, Bet Durán, Bittor Rodríguez, Carla Berlinches, Edurne Estévez (y a toda la Asociación Besartean en pleno), Giuseppe Russolillo, Isabel Alarcón, Jaime Basulto,

Javier Berlinches, Joan Ayllón, Jon Badiola, José Mª Cabeza, Juan Revenga, Judit Guirado, Laura Caorsi, Laura Jara, Lis Marcé, Martina Miserachs, Mercé Amat, Merche Basulto, Miren Rodríguez, Miriam Gallardo, Myriam Moya, Núria Romeu, Pablo Neira, Paco López, Rosa Basulto, Susana Roca y Toni Cañadas.

Sin el soporte de todas las personas nombradas (y seguro que alguna más que me habré dejado en el tintero por culpa de mi mala cabeza), este libro se me habría hecho una bola como una casa. Gracias, de corazón.

Anexo 1

Análisis de situación de las terapias naturales

Manera, M., Basulto, J., Baladia, E., «Newsletter del GREP-AEDN de diciembre de 2011», *Newsletter del GREP-AEDN*, diciembre de 2011; 3(12). En: http://www.grep-aedn.es/newsletter/diciembre 2011.htm. [Consulta: 12 de mayo de 2012.]

Publicado con autorización.

El Ministerio de Sanidad, Política Social e Igualdad ha publicado el primer documento de análisis de situación de las terapias naturales, que puede servir de base para estudiar la posibilidad de una futura regulación global en España, la cual es hoy por hoy inexistente en todos los países occidentales.

Redactado por parte de expertos de la Agencia de Evaluación de Tecnologías Sanitarias del Instituto Carlos III, el Ministerio de Sanidad, el Ministerio de Educación (para las materias relacionadas con las titulaciones) y las comunidades autónomas, el análisis se centra en 139 técnicas del ámbito de las terapias naturales. El documento cuenta con las aportaciones de los colegios profesionales, sociedades científicas y asociaciones relacionadas con las terapias naturales.

Las conclusiones generales a las que llega el análisis son:

- Las terapias naturales abarcan una gran variedad de técnicas, lo que hace que no sea fácil su enumeración exhaustiva. Además, su heterogeneidad dificulta delimitar su alcance.
- Esta variedad hace que existan dificultades para clasificar estas terapias. Se ha utilizado una modificación de la clasificación en

cinco áreas del National Center for Complementary and Alternative Medicine (NCCAM) de Estados Unidos:

- Sistemas integrales o completos: homeopatía, medicina naturista, naturopatía, medicina tradicional china, acupuntura, ayurveda.
- Prácticas biológicas: fitoterapia, terapia nutricional, tratamientos con suplementos nutricionales y vitaminas.
- Prácticas de manipulación y basadas en el cuerpo: osteopatía, quiropraxia, quiromasaje, drenaje linfático, reflexología, shiatsu, sotai, aromaterapia.
- Técnicas de la mente y del cuerpo: yoga, meditación, kinesiología, hipnoterapia, sofronización, musicoterapia, arteterapia y otras.
- Técnicas sobre la base de la energía: qi-gong o chi-kung, reiki, terapia floral, terapia biomanética o con campos magnéticos.
- Sólo una pequeña parte de las 139 técnicas analizadas tiene influencia directa sobre la salud (algunas de ellas pueden suponer riesgos para el usuario, bien por la ingestión de sustancias que pueden originar interacciones e incluso toxicidad, o por efectuarse manipulaciones sobre el cuerpo que inadecuadamente realizadas pueden generar lesiones). El resto de ellas se dirigen a conceptos genéricos de bienestar y confort del individuo.
- Aunque estas técnicas suelen considerarse más inocuas que las de la medicina convencional, no siempre están exentas de riesgos cuando se practican por personas no cualificadas, cuando no se informa al médico del uso de productos a base de plantas o si los usuarios han utilizado sin saberlo productos falsificados o terapias inadecuadas.

Asimismo, en el documento se recogen una serie de conclusiones específicas acerca de la evidencia científica disponible, de la situación de las terapias naturales en España (centros, profesionales y técnicas) y de la situación de las terapias naturales en el extranjero. En resumen, se puede concluir que la evidencia científica disponible sobre su eficacia es muy escasa, y si bien en la mayoría de los casos estas terapias son inocuas, no están completamente exentas de riesgos. Cabe destacar que el número de estudios publicados de suficiente calidad que proporcionen alto grado de evidencia sobre su efectividad en situaciones clínicas concretas y mediante la aplicación de métodos científicos es muy escaso. Y a pesar de que algunos pacientes refieren cierto grado de satisfacción asociado a una percepción de mejoría de los síntomas o en su bienestar o calidad de vida, no se dispone de estudios que permitan determinar si esta mejoría es debida al efecto específico causado por el tratamiento administrado o a un efecto placebo.

Teniendo en cuenta que dentro de la clasificación de terapias naturales, en concreto en el apartado de prácticas biológicas, se incluye la terapia nutricional y los tratamientos con suplementos nutricionales y vitaminas, aclaramos que el documento especifica que esta terapia comprende el uso de nutrientes y alimentos para ayudar al propio cuerpo a recuperar o mantener el equilibrio y la salud, y explica que el consejo dietético y nutricional está ampliamente integrado en la medicina convencional occidental de base científica, incluyéndose solamente como terapia natural, complementaria o alternativa en el caso de que dicha terapia constituya un elemento nuclear en el proceso de manejo de la salud-enfermedad en sistemas conceptualmente alternativos de cuidados de salud.

Anexo 2

Recomendaciones para el consumidor de la Agencia Española de Seguridad Alimentaria y Nutrición: crustáceos, pescado y hortalizas

Manera, M., Basulto, J., Baladia, E., «Newsletter del GREP-AEDN de mayo de 2011», *Newsletter del GREP-AEDN*, mayo de 2011; 3(5). En: http://www.grep-aedn.es/newsletter/mayo2011.htm. [Consulta: 12 de mayo de 2012.]

[Véase Anexo 3 para información más ampliada al respecto del pescado y el mercurio.]

Publicado con autorización.

La Agencia Española de Seguridad Alimentaria y Nutrición (AESAN), perteneciente al Ministerio de Sanidad, Política Social e Igualdad, tiene como objetivo general promover la seguridad alimentaria y ofrecer garantías e información objetiva a los consumidores y agentes económicos. Con el fin de minimizar los riesgos presentes en los alimentos y proteger a la población (en especial a los grupos más vulnerables), su Comité Científico, teniendo en consideración los informes de la EFSA, ha establecido recomendaciones de consumo de:

- Crustáceos, para reducir la exposición al cadmio.
- Pescado para poblaciones sensibles, debido a la presencia de mercurio.
- Hortalizas, por la presencia de nitratos.

Recomendaciones de consumo de crustáceos para reducir la exposición al cadmio

El cadmio es un metal pesado que se encuentra en el medioambiente de forma natural y también asociado a las actividades industriales y al uso de los fertilizantes. No tiene ninguna función biológica en el organismo y, aunque su absorción en el aparato digestivo es baja, tiende a acumularse en el organismo, principalmente en el hígado y el riñón. Es un metal tóxico que puede causar disfunción renal, desmineralización de los huesos y, a largo plazo, cáncer.

Como la mayor fuente de exposición humana al cadmio es la alimentación, es considerado un riesgo alimentario. Los niveles más altos encontrados en alimentos se dan en despojos comestibles y marisco, seguido de algas, cacao, setas silvestres y semillas oleaginosas.

La cabeza de las gambas, langostinos, cigalas, etc. así como el cuerpo de los crustáceos de tipo cangrejo tienen niveles de cadmio altos, y los consumidores de este tipo de productos deben ser conscientes de que ingerir estas partes de los crustáceos puede conducir a una exposición inaceptable de cadmio, particularmente cuando el consumo es habitual.

La AESAN recomienda que se limite, en la medida de lo posible, el consumo de carne oscura de los crustáceos, localizada en la cabeza, con el objetivo de reducir la exposición de cadmio.

Recomendaciones de consumo de pescado para poblaciones sensibles debido a la presencia de mercurio
[Véase Anexo 3 para más información al respecto]

El metilmercurio proviene de la contaminación medioambiental, y los peces lo acumulan a lo largo de su vida, especialmente los mariscos y aquellas especies de gran tamaño como los grandes depredadores.

La forma orgánica del mercurio (metilmercurio) posee una elevada toxicidad, se disuelve fácilmente en la grasa y atraviesa la barrera hemato-encefálica y la placenta, pudiendo provocar alteraciones en el desarrollo neuronal del feto y en niños de corta edad.

La recomendación de precaución en el consumo de pescado va dirigida a mujeres embarazadas o que puedan estarlo, mujeres en fase de lactancia y niños de corta edad (entre 1 y 30 meses). Se recomienda que este grupo de población consuma una amplia variedad de pescados, evitando consumir las especies más contaminadas con mercurio (pez espada, tiburón, atún rojo —*Thunnus thynnus*: especie grande, normalmente consumida en fresco o congelada y fileteada— y lucio):

- Mujeres en edad fértil, embarazadas o en período de lactancia: evitar el consumo.
- Niños < 3 años: evitar el consumo.
- Niños 3-12 años: limitar a 50 g/semana o 100g/ 2 semanas y no consumir ningún otro de los pescados de esta categoría en la misma semana.

RECOMENDACIONES DE CONSUMO POR LA PRESENCIA
DE NITRATOS EN HORTALIZAS

Los nitratos se encuentran de manera natural en los vegetales, sobre todo en las hortalizas de hoja verde, como las espinacas y la lechuga. Su toxicidad se debe a que se convierten, en el organismo, en nitritos. Éstos, en altas concentraciones, pueden originar metahemoglobinemia, cuyo signo más característico es la cianosis y que afecta especialmente a bebés y a niños pequeños expuestos a altas concentraciones de nitratos a través de la dieta.

Las recomendaciones de la AESAN, teniendo en cuenta las conclusiones de la EFSA sobre este tema y los hábitos de consumo de los españoles son, para bebés y niños pequeños:

- No incluir las espinacas ni las acelgas antes del primer año de vida, y, en caso de hacerlo, que el contenido de dichas verduras no sea mayor del 20 % del contenido total del plato.
- No dar más de una ración de espinacas y/o acelgas al día a niños entre 1 y 3 años.
- No dar espinacas y/o acelgas a niños que presenten infecciones bacterianas gastrointestinales, pues son más sensibles a los nitratos.
- No mantener a temperatura ambiente las verduras cocinadas (enteras o en puré) porque ello puede dar lugar a la conversión

de nitratos en nitritos. Conservar en frigorífico si se van a consumir en el mismo día. En caso contrario, dichas verduras cocinadas (enteras o en puré) deben congelarse.

Conviene recordar que, cuando se comparan los riesgos/beneficios de la exposición a nitratos mediante el consumo de hortalizas, prevalecen los efectos beneficiosos atribuibles al consumo de dicho grupo de alimentos.

Concretamente, en el caso de la lechuga, el Panel de la EFSA afirma que los niveles de nitratos que contiene no representan un riesgo para los niños. Para las espinacas la situación es diferente, y estudiando dos escenarios distintos de exposición ha llegado a las siguientes conclusiones:

- Lactantes (bebés de 3 a 12 meses): habría riesgo en el caso de que se diese más de una ración de puré o plato con espinacas al día (considerando que las espinacas constituyeran el 50 % del contenido de dicho puré o plato).
- Niños de 1 a 18 años: la mayor exposición a nitratos se da en el segmento de 1 a 3 años, grupo en el que no se descarta la ausencia de riesgo en situaciones extremas, como aquella en la que se combinan un alto consumo de espinacas con la presencia de niveles altos de nitratos en las mismas.

Aunque la EFSA ha estudiado otras hortalizas, en la lechuga y en las espinacas coexisten dos circunstancias particulares: son de las hortalizas que más se consumen, y son, a la vez, las que presentan un contenido más importante de nitratos. En España, las recomendaciones de consumo aplicables a las espinacas deben ser extendidas a las acelgas, por la importancia que tiene su consumo en nuestro país, así como por su similar contenido en nitratos.

Anexo 3

Aclaraciones sobre el contenido en mercurio del pescado

Manera, M., Baladia, E., Basulto, J., «Newsletter del GREP-AEDN de octubre de 2011», *Newsletter del GREP-AEDN*, 2011; 3(10). En: http://www.grep-aedn.es/newsletter/octubre2011.htm. [Consulta: 12 de mayo de 2012.]

Publicado con autorización.

Debido a las múltiples consultas que el GREP-AEDN ha recibido con relación al contenido de mercurio en el pescado, y a raíz de las recomendaciones de consumo de dicho alimento que emitió la Agencia Española de Seguridad Alimentaria y Nutrición (AESAN) (que detallamos en una anterior Newsletter http://www.grep-aedn.es/newsletter/mayo de 2011.htm, año 2011, volumen 3, número 5), y teniendo en cuenta las múltiples denominaciones comunes que reciben los pescados en diferentes idiomas, deseamos aclarar cuáles son las especies a las que hacen referencia las recomendaciones.

Según la Resolución de 22 de marzo de 2011, de la Secretaría General del Mar, por la que se establece y se publica el listado de denominaciones comerciales de especies pesqueras y de acuicultura admitidas en España, la denominación científica de las 4 especies más contaminadas por mercurio son:

- Pez espada: *Xiphias gladius*
- Atún rojo: *Thunnus thynnus*
- Lucio: *Esox lucius*
- Tiburón: varias especies (consúltese el listado en dicha Resolución).

Una de las dudas más frecuentes que se nos ha transmitido es si las recomendaciones de consumo de pescado en general, y de atún en particular, hacen también referencia al atún en conserva. El consumo de filete de atún rojo es poco habitual en nuestro entorno, pero, en cambio, las latas de atún en conserva sí son muy usuales. Las especies más habituales en las conservas son el *Thunnus albacares* y *Thunnus obesus* (atún claro), el *Thunnus alalunga* (atún blanco o bonito del Norte) y el *Katsuwonus pelamis*, comercializada bajo la denominación «atún». Todas ellas son de menor tamaño que la variedad roja. Se sabe que la dimensión del animal es uno de los factores que más afecta a su contenido en mercurio (además del tipo de alimentación, y, por lo tanto, del lugar donde vive, y de la edad), por lo que el contenido en metales pesados del atún en conserva debería ser menor.

Según el Reglamento (CEE) n.º 1536/92 del Consejo, de 9 de junio de 1992, por el que se aprueban normas comunes de comercialización para las conservas de atún y de bonito, bajo la denominación de «atún» pueden incluirse las siguientes especies:

- Especies del género *Thunnus*
  - Atún blanco o Albacora o Bonito del norte (*Thunnus alalunga*)
  - Atún de aleta amarilla (Rabil) [*Thunnus (neothunnus) albacares*]
  - Atún rojo (*Thunnus thynnus*)
  - Patudo [*Thunnus (Parathunnus) obesus*]
  - Otras especies del género *Thunnus*
- Listados o bonitos de vientre rayado: [*Euthynnus (katsuwonus) pelamis*]
  Y bajo la denominación de «bonito», pueden incluirse las siguientes especies:
  - Especies del género *Sarda*
    - Bonito atlántico (*Sarda sarda*)
    - Bonito del Pacífico oriental (*Sarda chiliensis*)
    - Bonito del Índico (*Sarda orientalis*)
    - Otras especies del género *Sarda*
- Especies del género *Euthynnus*, excepto la especie *Euthynnus (katsuwonus) pelamis*
  - Bacoreta (*Euthynnus alleteratus*)
  - Bacoreta oriental (*Euthynnus affinis*)

- Bacoreta negra (*Euthynnus lineatus*)
- Otras especies del género *Euthynnus*
• Especies del género Auxis
- Melva (*Auxis thazard*)
- *Auxis rochei*

Además, el Real Decreto 1219/2002, de 22 de noviembre, y el Real Decreto 1385/2009, de 28 de agosto, determinan que las especies que pueden denominarse «atún claro» son *Thunnus albacares* (atún de aleta amarilla o rabil) y *Thunnus obesus* (patudo).

Sin embargo, es importante aclarar que, en virtud de la facultad conferida por el citado reglamento, puede darse que en otros estados miembros, o en los estados que forman parte del Acuerdo sobre el Espacio Económico Europeo, se encuentren reconocidas legalmente bajo la misma denominación «atún claro» conservas de atún elaboradas con especies diferentes de la reconocida en España. En este caso, deberá especificarse en el etiquetado: «... siempre que ésta se complete con la indicación de la especie de que se trate, de manera que permita al comprador conocer su naturaleza real y distinguirlo de los productos con los cuales podría confundirse».

Ante esta compleja situación, la opinión del GREP-AEDN es hacer extensible las recomendaciones de consumo de pescado a las conservas de atún, particularmente teniendo en cuenta que existen otras muchas especies de pescado azul de pequeño calibre (sardinas, caballa...).

Anexo 4

Tratamiento dietético de la alergia a la proteína de leche de vaca en la infancia

Manera, M., Basulto, J., Baladia, E., «Newsletter del GREP-AEDN de mayo-junio de 2012», *Newsletter del GREP-AEDN*, mayo-junio de 2012; 4(5-6). En: http://www.grep-aedn.es/newsletter/mayo_junio_2012.html. [Consulta: 12 de mayo de 2012.]

Publicado con autorización.

El comité de nutrición de la Sociedad Francesa de Pediatría ha publicado en la prestigiosa revista científica *The British Journal of Nutrition* un artículo dedicado al abordaje dietético de la alergia a la proteína de leche de vaca en la infancia [Br J Nutr. 2012 Feb;107 (3):325-38].

En primer lugar, los especialistas insisten en la importancia de un correcto diagnóstico basado 1) primero en los síntomas, 2) confirmado por prick tests (método de escarificación) y pruebas específicas para IgE y/o patch tests (método de los parches), y 3) después de lo anterior, en la eliminación de las proteínas de leche de vaca de la dieta del niño.

La dieta de eliminación debería seguirse estrictamente como mínimo hasta los 9-12 meses de edad. Al llegar a esta edad, se aconseja realizar una prueba de provocación oral para evaluar el desarrollo de tolerancia y continuar, si es posible, con la reintroducción de las proteínas de leche de vaca en el hogar.

Algunos afectados llegarán a tolerar sólo pequeñas cantidades de proteínas de leche de vaca, aunque las opciones terapéuticas que se contemplan en la actualidad son partidarias de acelerar la adquisición de la tolerancia con exposiciones repetidas a estas proteínas (realizadas en el ámbito hospitalario).

El trabajo repasa las fórmulas de elección para los niños que no son amamantados, entre las que destacan las altamente hidrolizadas. La mayoría de las alergias de este tipo se resuelven alrededor de los 2-3 años de edad, aunque dependen del niño y del tipo de alergia (mediada por IgE o no).

Anexo 5

¿Puede considerarse el zumo de frutas una ración de fruta?

Grupo de Revisión y Posicionamiento de la Asociación Española de Dietistas-Nutricionistas, «¿Se puede considerar el zumo de frutas como una ración de fruta?», 2006. En: http://www.grep-aedn.es/documentos/frutasyzumosdefruta.pdf. [Consulta: 12 de mayo de 2012.]

Publicado con autorización.

DECLARACIÓN DE POSTURA

El Grupo de Revisión y Posicionamiento de la Asociación Española de Dietistas-Nutricionistas, teniendo en cuenta los datos revisados en el presente documento, establece que no puede considerarse una ración de zumo de frutas equivalente a una ración de fruta por los siguientes cinco motivos:

1. La tendencia al aumento en el consumo de zumos de frutas, junto con la tendencia a una disminución en el consumo de fruta fresca.
2. El menor contenido de fibra de los zumos de frutas respecto de las frutas, lo cual resulta relevante si se tiene en cuenta la baja ingesta de fibra por parte de la población española.
3. La posible relación entre consumo de zumos de frutas y sobrepeso-obesidad.
4. La relación existente entre los azúcares de los zumos de frutas y el riesgo de caries dental.

5. La relación entre un alto consumo de zumos de frutas en niños y su estado de salud.

Pese a que el zumo de frutas puede presentar determinadas ventajas para la salud, el GREP-AEDN considera, teniendo en cuenta los cinco motivos enumerados anteriormente, que el mensaje que se dirija a la población debería ser el de aumentar el consumo de frutas enteras y disminuir el consumo de zumos de frutas, evitando dar a entender que una ración de zumo de frutas puede sustituir o equipararse a una ración de fruta entera.

Definición y estudio de los términos

Según la Directiva 2001/112/CE del Consejo, relativa a los zumos de frutas y otros productos similares destinados a la alimentación humana, y el Real Decreto 1050/2003, de 1 de agosto, por el que se aprueba la Reglamentación técnico-sanitaria de zumos de frutas y de otros productos similares, destinados a la alimentación humana se entiende que «zumo de frutas» designa el producto susceptible de fermentación, pero no fermentado, obtenido a partir de frutas sanas y maduras, frescas o conservadas por el frío, de una o varias especies, que posea el color, el aroma y el sabor característicos de los zumos de la fruta de la que procede. Podrá reincorporarse al zumo el aroma, la pulpa y las celdillas que haya perdido con la extracción.

En el caso de los cítricos, el zumo de frutas procederá del endocarpio. No obstante, el zumo de lima podrá obtenerse a partir del fruto entero, siempre que se apliquen prácticas de fabricación correctas que permitan reducir al máximo la presencia en el zumo de constituyentes de las partes exteriores del fruto.

Discusión de los motivos que justifican la presente declaración de postura

Evolución del consumo de frutas y de zumos de frutas

Pese a que la FAO (Food and Agriculture Organization of the United Nations —Organización de Naciones Unidas para la agricultura y la alimentación—), así como el Ministerio de Agricultura, Pesca y Alimentación aportan datos sobre compra de frutas o zumos de frutas por parte de la población, dichos datos no reflejan el consumo real por parte del consumidor final, ni en qué forma se consume la fruta comprada.

Los únicos datos que se han hallado que permitan valorar la evolución del consumo de frutas enteras o zumos de frutas son los que aporta la Enquesta Nutricional de Catalunya (Encuesta Nutricional de Cataluña, ENCAT), que revelan una importante tendencia al alza en el consumo de zumos de frutas y una tendencia a la baja en el consumo de fruta fresca.

Contenido en fibra de los zumos de frutas

El contenido en fibra de los zumos de frutas es notablemente inferior al de las frutas enteras. Un ejemplo lo encontramos en la naranja: 100 gramos de naranja aportan 2,4 gramos de fibra, mientras que 100 gramos de zumo de naranja aportan tan sólo 0,1 gramos de fibra.

El consumo de fibra en España está por debajo de lo recomendado, cifrándose según un reciente estudio en 18,3 gramos/día, no llegándose, en cualquier caso, a los 20 gramos de fibra al día. Dichas cifras están lejos de las recomendaciones de la Sociedad Española de Nutrición Comunitaria (SENC) y de la Organización Mundial de la Salud (OMS), que recomiendan superar los 25 gramos al día, y lejos también de las recomendaciones del Institute of Medicine de Estados Unidos, que recomiendan una ingesta de fibra para adultos de 25 g en mujeres y 38 g en hombres.

Posible relación entre el consumo de zumos de frutas y sobrepeso-obesidad

La Organización Mundial de la Salud (2003) indica que existe un alto nivel de evidencia acerca del papel protector de la fruta para prevenir la obesidad, hecho que queda reflejado en recientes investigaciones al respecto. Sin embargo, la OMS afirma que los datos científicos muestran una relación probable entre el consumo de zumos de frutas y la obesidad.

La Asociación Americana del Corazón y la Asociación Americana de Diabetes aconsejan disminuir el consumo de zumos de frutas para prevenir la obesidad. Teniendo en cuenta que existen evidencias que indican que las calorías consumidas en forma líquida no son tan saciantes como las consumidas en forma de alimentos sólidos, la Asociación Americana del Corazón propone como verosímil que la saciedad es menor ante un zumo de frutas que ante una fruta entera y por ello desaconseja el consumo de los zumos de frutas, insistiendo en la importancia de consumir fruta en su estado original, y considerando que las calorías consumidas de forma líquida podrían afectar negativamente a los intentos de conseguir y mantener un peso saludable.

La American Diabetes Association afirma que «algunos estudios muestran que beber bebidas azucaradas, tales como algunas bebidas carbonatadas o algunos zumos de frutas, podría causar obesidad».

Un documento de postura del hospital Brigham and Women's Hospital afirma que para prevenir la obesidad en mujeres hay que limitar la ingesta de zumos de frutas.

No debe olvidarse que en España aproximadamente el 50 % de la población entre 25 y 60 años presenta exceso de peso, que se reparte en un 39 % con sobrepeso y un 15 % con obesidad. Según la Sociedad Española para el Estudio de la Obesidad (SEEDO) y la Agencia Española de Seguridad Alimentaria, la obesidad representa aproximadamente el 7 % del gasto sanitario anual en España, es decir, unos 2.500 millones de euros. La obesidad incrementa notablemente el riesgo de padecer otros problemas de salud tales como diabetes tipo 2, hipertensión, hiperlipidemia, algunos cánceres, desórdenes menstruales, complicaciones del embarazo, osteoartritis, disnea y venas varicosas, que aumentan de manera importante el gasto sanitario.

*Relación existente entre los azúcares de los zumos de frutas
y el riesgo de caries dental*

Según la OMS, un nivel bajo de consumo de «azúcares libres» por la población se traducirá en un nivel bajo de caries dental. La expresión «azúcares libres», según la OMS, se refiere a todos los monosacáridos y disacáridos añadidos a los alimentos por el fabricante, el cocinero o el consumidor, más los azúcares presentes de forma natural en la miel, los zumos de frutas y los jarabes, no incluyéndose a los provenientes de la fruta entera.

Así, la OMS afirma que, a fin de reducir al mínimo la incidencia de la erosión dental, deben limitarse la cantidad y la frecuencia de ingestión de refrescos y zumos.

De nuevo según la OMS, las enfermedades dentales suponen una pesada carga para los servicios de atención sanitaria, pues representan entre el 5 % y el 10 % del gasto total en atención de salud y superan el costo del tratamiento de las enfermedades cardiovasculares, el cáncer y la osteoporosis en los países industrializados. Aunque no ponen en peligro la vida, las enfermedades dentales tienen un efecto pernicioso en la calidad de vida desde la infancia hasta la ancianidad, pues influyen en la autoestima, la capacidad para alimentarse, la nutrición y la salud. En las sociedades modernas los dientes son un componente importante del cuidado del aspecto personal; el rostro es un determinante clave de la integración de una persona en la sociedad, y los dientes también desempeñan un papel fundamental en el habla y la comunicación. Las enfermedades bucodentales llevan asociados un dolor considerable, ansiedad y trastornos del funcionamiento social. La caries dental puede causar la pérdida de piezas, en menoscabo tanto de la capacidad para ingerir una dieta nutritiva y disfrutar de los alimentos como de la seguridad en sociedad y de la calidad de vida.

Relación entre un alto consumo de zumos de frutas en niños y su estado de salud

La Academia Americana de Pediatría recomienda una alta ingesta de frutas para prevenir el sobrepeso y la obesidad en los niños, siempre y cuando no sea en la forma de zumos de frutas, en cuyo caso advierte que un exceso de los mismos incrementa el riesgo de ganancia excesiva de peso y malnutrición. Esto se debe al alto contenido en fibra en las frutas, hecho que no se da en los zumos. La mencionada Asociación afirma que «kilocaloría por kilocaloría, el zumo de frutas puede ser consumido más rápidamente que la fruta sin exprimir» y que los zumos podrían contribuir a una epidemia de obesidad infantil en Estados Unidos. Fox y colaboradores analizaron la alimentación de una muestra representativa de niños estadounidenses, y observaron que entre el año y los tres años de edad, los zumos de frutas y las bebidas con aroma de fruta son la segunda y la tercera fuente de energía, respectivamente.

Por su parte, en un informe recientemente publicado, el Comité de Nutrición de la Asociación Española de Pediatría afirma que los zumos de frutas no son equivalentes nutricionalmente a las frutas naturales, al carecer de fibra y no estimular la masticación. Según el mencionado comité, los zumos de frutas no aportan ninguna ventaja nutricional ni suponen una mejora de los hábitos dietéticos sobre la fruta natural. El informe indica que el sobrepeso es el problema médico más común en la edad pediátrica en España, y que el consumo de zumos de frutas en niños y adolescentes se ha incrementado de manera significativa en la última década en España, lo cual aumenta, además, el riesgo de un aporte insuficiente de vitamina A, C, B2, B6, B12, folato, calcio, hierro y magnesio.

En niños y adolescentes, la Asociación Americana del Corazón aconseja limitar la ingesta de zumos.

Anexo 6

Pasos a seguir si el bebé se ahoga con un objeto o alimento

Nota 1: Para información sobre cómo actuar en caso de niños mayores de un año (o adultos), consultar la web: www.goo.gl/G3oxz

Nota 2: recomiendo revisar las imágenes que aparecen en esta página web (http://www.nlm.nih.gov/medlineplus/spanish/ency/esp_pre sentations/100221_1.htm).

Consideración preliminar: los signos de peligro de un ahogamiento verdadero son:

- Incapacidad para llorar o hacer mucho ruido.
- Tos débil e improductiva.
- Sonidos suaves o chillones al inhalar.
- Dificultad para respirar: las costillas y el pecho se retractan.
- Color azulado de la piel.
- Pérdida del conocimiento, si la obstrucción no se alivia.

En tal caso se seguirán los siguientes pasos (que NO llevaremos a cabo si el bebé está tosiendo con fuerza, si presenta un llanto fuerte —ello desalojará el objeto espontáneamente— o si el bebé deja de respirar por otras razones, como asma, infección, inflamación o un golpe en la cabeza):

1.º Colocaremos al bebé boca abajo, a lo largo de nuestro antebrazo.
2.º Sostendremos el pecho del bebé con la mano y la mandíbula con los dedos de la mano. La cabeza del bebé debe quedar apuntando hacia abajo, a un nivel más bajo que su cuerpo.

3.º Podemos sentarnos y apoyar nuestro antebrazo (el que sostiene al bebé) en nuestro muslo o regazo.
4.º Daremos hasta cinco golpes fuertes y rápidos entre los omópla-
tos del bebé, con el talón de la mano que ha quedado libre.

Si después de ello el bebé no ha expulsado el objeto, haremos lo
siguiente:

1. Colocaremos al bebé boca arriba y de nuevo lo sostendremos
con nuestro antebrazo, apoyando su cabeza en nuestra mano, y
apoyando nuestro antebrazo en nuestro muslo o regazo.
2. Colocaremos dos dedos de nuestra mano libre en la mitad del
esternón del bebé (justo por debajo de los pezones).
3. Realizaremos hasta cinco compresiones hacia abajo, hundiendo
el pecho entre un tercio y la mitad de su profundidad.

Si después de esto, el bebé sigue sin expulsar el objeto, repetiremos
la serie de cinco golpes en la espalda y cinco compresiones en el pecho
hasta que el objeto sea desalojado o el bebé pierda el conocimiento.

Si el bebé llega a perder el conocimiento tras todo lo anterior (es
decir, el bebé no responde y se pone azul):

1.º Gritaremos pidiendo ayuda.
2.º Realizaremos una reanimación cardiopulmonar al bebé (más
información en: http://www.nlm.nih.gov/medlineplus/spanish/
ency/esp_presentations/100216_1.htm).
3.º Llamaremos al 112 después de 1 minuto de administrar la
reanimación cardiopulmonar.

IMPORTANTE: Sólo debemos tratar de desalojar el objeto o el alimento que obstruye la vía respiratoria si lo podemos ver y el bebé está
inconsciente.

Anexo 7

Informe de la AESAN sobre el riesgo asociado a la presencia de plomo en carne de caza silvestre en España

Manera, M., Basulto, J., Baladia, E., «Newsletter del GREP-AEDN de abril de 2012», *Newsletter del GREP-AEDN*, abril de 2012; 4(4). En: http://www.grep-aedn.es/newsletter/Abril_2012.html. [Consulta: 12 de mayo de 2012.]

Publicado con autorización.

El volumen número 15 de la revista del Comité Científico de la Agencia Española de Seguridad Alimentaria y Nutrición (AESAN) incluye un informe sobre el riesgo asociado a la presencia de plomo en carne de caza silvestre en España. Recientemente, la Autoridad Europea de Seguridad Alimentaria (EFSA) publicó una opinión sobre la presencia de plomo (Pb) en alimentos, en la que dentro del grupo de carne, productos cárnicos y despojos destacan los elevados contenidos de Pb detectados en la carne de caza. Los efectos tóxicos del Pb sobre el organismo son numerosos y bien conocidos. El Sistema Nervioso Central (SNC) es el principal órgano diana para su toxicidad, y existen claras evidencias que indican una especial sensibilidad a sus efectos neurotóxicos en niños de corta edad y en el feto.

En adultos los efectos cardiovasculares y la nefrotoxicidad se han identificado como efectos críticos. Por ello, la Dirección Ejecutiva de la AESAN ha solicitado al Comité Científico que evalúe la situación de la eventual presencia de plomo en carne de caza silvestre en España de cara a establecer las medidas de gestión del riesgo apropiadas. Aunque en España tanto la información respecto al contenido de Pb en carne de caza silvestre como el consumo de dicha carne son insuficientes, se ha realizado un análisis que ha puesto de manifiesto que el contenido medio de Pb en las piezas de caza mayor y menor supera los límites máximos establecidos por la Unión Europea para carnes y despojos en general (no hay límites máximos específicos para estos alimentos), y que dichos contenidos son similares a los encontrados en el conjunto de Europa y otros países.

Respecto al consumo de carne de caza silvestre que realiza la población española, se reconoce que, si bien es más frecuente en los cazadores y sus familias, no se restringe sólo a la temporada de caza, y tampoco se debe despreciar el consumo en establecimientos de restauración así como el de productos derivados de dicha carne (salchichón, paté, etc.) por parte de la población general. Por ello, las recomendaciones que establece el comité científico con el fin de proteger la salud de los consumidores de carne de caza silvestre son:

- Los niños menores de 6 años, las mujeres embarazadas y las mujeres que planeen quedarse embarazadas no deberían consumir carne procedente de animales cazados con munición de plomo, dado que los fragmentos de plomo no pueden eliminarse con total seguridad, y puesto que estos grupos de población son más sensibles a los efectos del plomo sobre la salud y que la ingesta, incluso de cantidades pequeñas, puede ser perjudicial. El plomo puede afectar principalmente al SNC en desarrollo en los niños de corta edad cuando está presente en concentraciones inferiores a aquellas que pueden causar algún efecto adverso.

- En adultos, limitar el consumo de carne de caza silvestre a un máximo de 1 ración (aproximadamente 150 g) por semana.

- Promover campañas de información, dirigidas a los consumidores de carne de caza silvestre, sobre las precauciones a tener en cuenta en la preparación y el cocinado de estas carnes, a fin de disminuir al máximo la exposición a plomo.

- A la hora de consumir la carne se debe recortar y eliminar la carne dañada por la munición así como una zona alrededor del canal de entrada dado que los fragmentos de plomo pueden dispersarse alrededor de la herida visible. Se debe eliminar también la carne dañada, decolorada o que contenga pelo, suciedad, restos de hierba, huesos visibles o fragmentos de plomo. En cuanto al lavado, aunque puede reducir el contenido de plomo en tejidos próximos a la herida de salida, estudios llevados a cabo han puesto de manifiesto que también puede extender la contaminación con plomo desde las zonas altamente contaminadas hacia otras zonas.

- En el caso de la carne picada, se debe limpiar la picadora de carne con frecuencia, preferiblemente antes de su uso con cada animal, dado que el plomo, al ser un metal blando, puede ser picado junto con la carne y extenderse así la contaminación a un lote completo de carne picada.

Anexo 8

Publicidad de alimentos y bebidas para niños

Grupo de Revisión y Posicionamiento de la Asociación Española de Dietistas-Nutricionistas, «Newsletter del GREP-AEDN de diciembre de 2010», *Newsletter del GREP-AEDN*, diciembre de 2010; 2(11). 2010. En: http://www.grep-aedn.es/newsletter/diciembre2010.htm. [Consulta: 12 de mayo de 2012.]

Publicado con autorización.

La asociación profesional Dietistas de Canadá ha emitido un documento de postura sobre la publicidad de alimentos y bebidas dirigida a niños [disponible en: http://www.dietitians.ca/Downloadable-Content/Public/Advertising-to-Children-position-paper.aspx].

La literatura científica indica que la publicidad influye en los alimentos que los niños comen y piden a sus padres, y que éstos son, a menudo, ricos en calorías, grasas, azúcares y sal. Aunque no se haya establecido una relación directa entre la publicidad de los alimentos «poco saludables» y la obesidad infantil, sí que ésta puede ser uno de los factores que contribuya a una pobre elección de alimentos y que, potencialmente, conduzca a un excesivo aumento de peso.

Según el posicionamiento de Dietistas de Canadá, existe suficiente evidencia para apoyar la necesidad de un abordaje integral y multisectorial a fin de reducir los efectos negativos de la publicidad de alimentos y bebidas «poco saludables» sobre los niños. Para ello, recomiendan:

- Aunque las empresas de alimentación regulen voluntariamente sus anuncios publicitarios, esto no es suficiente para reducir el impacto negativo en la elección alimentaria de los más pequeños.

- Deberían establecerse unos estándares basados en criterios científicos para determinar los alimentos «saludables» y los «menos saludables», y este trabajo debería regularse legislativamente.
- Ya que la publicidad televisiva no es la única que ven los niños, las restricciones deberían hacerse extensivas a todos los anuncios localizados en espacios que frecuentan los niños o que vayan dirigidos a ellos.
- Deberían promocionarse los anuncios de alimentos y bebidas saludables, pues algunas investigaciones apuntan a que esto podría tener efectos positivos sobre la preferencia para estos productos.

El documento incluye un primer apartado que describe la situación de la publicidad de alimentos y bebidas dirigida a niños en Canadá, junto con algunas definiciones. El segundo apartado se titula «El impacto de la publicidad sobre los niños», mientras que el tercer y cuarto puntos abordan las regulaciones existentes en Canadá, tanto las voluntarias como las legislativas. Por último, se evalúan las opciones disponibles para disminuir el impacto de la publicidad en los niños.

Anexo 9

Suplementos dietéticos o complementos alimenticios

Manera, M., Basulto, J., Baladia, E., «Newsletter del GREP-AEDN de mayo-junio de 2012», *Newsletter del GREP-AEDN,* mayo-junio de 2012; 4(5-6). En: http://www.grep-aedn.es/newsletters.htm. [Consulta: 12 de mayo de 2012.]

Publicado con autorización.

Harvard evalúa los suplementos

La Universidad de Harvard, consciente de la popularidad de los suplementos dietéticos y de la confusión que los rodea con relación a sus beneficios para la salud, ha divulgado a través de una de las publicaciones periódicas de su Escuela de Medicina, un análisis acerca de la evidencia actual en relación con algunos de los suplementos más utilizados. Se revisa brevemente la situación actual sobre del papel preventivo de la vitamina D, el calcio, los antioxidantes, las vitaminas B6, B9 y B12, el aceite de pescado y la fibra, entre otros. En el documento se detallan las conclusiones y recomendaciones para cada uno de los suplementos. Algunas de las afirmaciones que queremos destacar son:

- No tomes suplementos antioxidantes (a excepción de aquellos con degeneración macular relacionada con la edad, que sí se beneficiarían de algunos suplementos antioxidantes que contengan zinc).
- No hay evidencia de que la ingesta diaria de suplementos multivitamínicos sea ni peligrosa, ni beneficiosa. Sin embargo, si no

hay indicios de efectos favorables, incluso el más mínimo indicio de posibles efectos negativos debería ir a favor de no recomendar su uso. Al fin i al cabo, uno de los primeros principios de la medicina es *primum non nocere* (lo primero es no hacer daño).

- La lista de suplementos no recomendados es muy larga. En ella se encuentran los suplementos que han fracasado en los ensayos clínicos (zinc para el resfriado común; equinácea para las infecciones respiratorias; yohimbina para la disfunción eréctil; DHA para el envejecimiento, la pérdida de memoria, la potencia sexual, etc.); el ginseng y el ginkgo biloba para cualquier propósito, y el cromo o cualquier otro suplemento para la pérdida de peso.

Los expertos de Harvard advierten que hay que prestar especial atención a las declaraciones y los reclamos que suelen acompañar a los suplementos y ser muy cauto cuando se acompañan de:

- Reclamos extravagantes: si suenan demasiado bien para ser verdad, normalmente, no son verdad.
- Testimonios, sobre todo de famosos.
- La idea de que si uno es bueno, muchos es mejor (el exceso de algunos suplementos es claramente peligroso).
- Palabras que no suponen ninguna garantía de eficacia ni seguridad: «natural», «rico en antioxidantes», «clínicamente probado», «antiedad», «poder sexual», «quema grasas», etc.
- Potenciales interacciones entre suplementos y fármacos (consulta con profesionales debidamente cualificados).
- Ingredientes farmacológicamente activos: los suplementos pueden estar adulterados con productos peligrosos.

Anexo 10

Alimentación y nutrición en niños pequeños

Grupo de Revisión y Posicionamiento de la Asociación Española de Dietistas-Nutricionistas, «Newsletter del GREP-AEDN de marzo de 2011», *Newsletter del GREP-AEDN*, marzo de 2011; 3(3). 2011. En: http://www.grep-aedn.es/newsletter/marzo2011.htm. [Consulta: 12 de mayo de 2012.]

Publicado con autorización.

La Asociación Americana de Dietética (American Dietetic Association, ADA) ha actualizado en el último número de su revista oficial (*Journal of the American Dietetic Association*, JADA) el posicionamiento que emitió en 2005 acerca de los estándares nutricionales para niños pequeños (2-5 años).

El documento, cuya lectura es altamente recomendable, proporciona información relativa a alimentación y nutrición dirigida a los profesionales de la dietética y de la salud en general, así como a los cuidadores de los niños (ej: monitores de comedor). Se centra tanto en los alimentos y los menús servidos y en el tamaño de las raciones, como en la preparación de los alimentos, entre otros. También incluye aspectos no directamente relacionados con la alimentación, como la actividad física y el juego activo.

Algunas de las recomendaciones que aparecen en el documento con relación a la alimentación son:

• Promocionar el consumo de las 5 raciones/día de frutas y hortalizas (lo más frescas posible y limitando su presentación de forma procesada, en zumo, etc.).

- Priorizar los cereales y derivados integrales (al menos la mitad de los que se consumen).
- Optar por los lácteos semidesnatados o desnatados.
- Ofrecer comida (comida principal o tentempié) cada 2-3 horas.
- Facilitar las programaciones de los menús servidos a los niños a las familias.
- Respetar las sensaciones de hambre y saciedad de los pequeños (los adultos tienen la responsabilidad del qué, dónde y cuándo, y los niños son quienes decidirán si quieren o no comer y la cantidad).
- Evitar ejercer presión sobre los niños para que coman ya que hacerlo puede conducir a: mayor resistencia a comer, aversiones a ciertos alimentos y otras conductas alimentarias insaludables que pueden persistir en la edad adulta.

Pero también se incluyen recomendaciones respecto al entorno:

- Las personas responsables del cuidado de los niños deberían tener conocimientos sobre hábitos alimentarios saludables, entre otros.
- Los programas de cuidado de los niños deberían incorporar conceptos de educación alimentaria.
- Los dietistas-nutricionistas tienen un papel importante en este marco, ya sea en la planificación y la evaluación de los menús, en la formación del personal de cocina, monitores y familias, en la evaluación del estado nutricional de los niños, así como en las actividades educativas que puedan desarrollarse.

Anexo 11

El alcohol, responsable de miles de casos de cáncer en Europa

Manera, M., Baladia, E., Basulto, J., «Newsletter del GREP-AEDN de abril de 2011», *Newsletter del GREP-AEDN*, abril de 2011; 3(4). En: http://www.grep-aedn.es/newsletter/abril2011.htm. [Consulta: 12 de mayo de 2012.]

Publicado con autorización.

En el marco del prestigioso estudio EPIC (European Prospective Investigation Cancer), investigadores alemanes han publicado un trabajo en el *British Medical Journal* que contabiliza el número de casos de cáncer atribuibles al consumo de alcohol en Europa. Se incluyen datos de ocho países, entre ellos España, de más de 363.000 personas de entre 37 y 70 años.

El trabajo concluye que existe una importante proporción de casos de cáncer atribuibles al consumo de alcohol (un 10 % en hombres y un 3 % en mujeres). Los autores calcularon que unos 57.600 casos de cáncer en hombres y 21.500 en mujeres fueron debidos, en 2008, al consumo de alcohol.

Aunque algunos de estos casos se dieron en individuos que ingerían cantidades de alcohol superiores a las recomendaciones máximas (dos copas al día para hombres y una para las mujeres), casi la mitad, en el caso de los hombres, y un 30 %, en el caso de las mujeres, afectaron a personas que consumían menos alcohol del que se fija como límite superior. Este dato apoya la idea de perseguir la abstinencia con el fin de reducir la incidencia de esta enfermedad.

El trabajo insiste en que no hay límite por debajo del cual el riesgo de cáncer disminuya. Así pues, aunque cantidades bajas o moderadas de alcohol pudieran disminuir el riesgo de enfermedad cardiovascular y mortalidad, el efecto neto del consumo de alcohol es perjudicial. Por ello, el consumo de bebidas alcohólicas no debería recomendarse para prevenir la enfermedad cardiovascular o la mortalidad por cualquier causa.

En la misma línea, la Agencia Internacional de Investigación sobre el Cáncer (AIIC), organismo que forma parte de la Organización Mundial de la Salud, recuerda que existe una relación causal entre el consumo de alcohol y el cáncer de hígado, mama, colon o intestino, tracto digestivo, boca, garganta y esófago.

Otras entidades de referencia sobre el tema, como el Instituto Americano para la Investigación del Cáncer (AICR) o el Fondo Mundial para la Investigación del Cáncer, opinan que un tercio de los cánceres comunes en países como Estados Unidos, China y Reino Unido podría prevenirse cada año si la población siguiera una alimentación saludable, bebiera menos alcohol e hiciera actividad física.

No puede obviarse el posicionamiento de la Asociación Americana del Corazón (AHA) con respecto al consumo de alcohol: no es recomendable beber vino ni cualquier otra bebida alcohólica para conseguir los potenciales beneficios cardiovasculares.

El GREP-AEDN considera imprescindible que los dietistas-nutricionistas tengan en consideración los datos descritos por dicho estudio, así como las recomendaciones de la AHA y del AICR, en la práctica profesional diaria, pues son muchas las fuentes de información que siguen publicitando los supuestos beneficios del consumo de alcohol.

Bibliografía

En una sociedad democrática, los ciudadanos necesitan tener unos conocimientos básicos de las cuestiones científicas, de modo que puedan tomar decisiones informadas y no depender únicamente de los expertos.

STEPHEN W. HAWKING,
(discurso pronunciado con motivo de la concesión del Premio Príncipe de Asturias)

1. ALIMENTACIÓN INFANTIL Y SALUD ¿TIENEN ALGO QUE VER?

American Heart Association y American Academy of Pediatrics, «Dietary recommendations for children and adolescents: a guide for practitioners: consensus statement from the American Heart Association. American Heart Association; American Academy of Pediatrics», *Circulation*, 27 de septiembre de 2005; 112(13): 2.061-2.075.

Aranceta, J., Pérez, C., Ribas, L., y Serra, Ll., «Factores determinantes de los hábitos de consumo alimentario en la población infantil y juvenil española», en: Serra, Ll., Aranceta, J., eds., *Alimentación infantil y juvenil. Estudio enKid*, Masson, Barcelona, 2002, pp. 29-40.

Cohen, D. A., Sturm, R., Scott, M., Farley, T. A., y Bluthenthal, R., «Not enough fruit and vegetables or too many cookies, candies, salty snacks, and soft drinks?», *Public Health Rep*, 2010; 125(1): 88-95.

Cribb, V. L., Warren, J. M. y Emmett, P. M., «Contribution of inappropriate complementary foods to the salt intake of 8-month-old infants», *Eur J Clin Nutr*, 2012; 66(1): 104-110.

Dietary Guidelines Advisory Committee, *Report of the Dietary Guidelines Advisory Committee on the Dietary Guidelines for Americans, 2010, to the Secretary of Agriculture and the Secretary of Health and Human Services U. S.*, Department of Agriculture, Agricultural Research Service, Washington, D. C., 2010.

EFSA, «Eurobarometer survey report on risk perception in the EU», 2010. En: http://www.efsa.europa.eu/en/factsheet/docs/sreporten.pdf. [Consulta: 15 de mayo de 2012.]

European Comisión, Karolinska Institutet, Institute for Child Health I.R.C.C.S. Burlo Garofolo, y Unit for Health Services Research and International Health WHO Collaborating Centre for Maternal and Child Health, «Infant and young child feeding: standard recommendations for the European Union», 2006. En: http://www.ihan.es/cd/documentos/Rec_UE_en.pdf. [Consulta: 15 de mayo de 2012.]

Expert Panel on Integrated Guidelines for Cardiovascular Health and Risk Reduction in Children and Adolescents, y National Heart, Lung and Blood Institute, «Expert Panel on Integrated Guidelines for Cardiovascular Health and Risk Reduction in Children and Adolescents», *Pediatrics*, diciembre de 2011; 128(Suppl 5): S213-256.

Howe, M., Leidel, A., Krishnan, S. M., Weber, A., Rubenfire, M., y Jackson, E. A., «Patient-related diet and exercise counseling: do providers' own lifestyle habits matter?», *Prev Cardiol*, 2010; 13(4): 180-185.

JANO.es, «Un 37 % de los españoles considera el tabaco como un factor de riesgo cardiovascular», 20 de julio de 2010. En: http://www.jano.es/jano/ctl_servlet?_f=11&iditem=10900&&idtabla=1. [Consulta: 15 de mayo de 2012.]

Kushi, L. H., Doyle, C., McCullough, M., Rock, C. L., Demark-Wahnefried, W., Bandera, E.V., *et al.*, «American Cancer Society Guidelines on nutrition and physical activity for cancer prevention: reducing the risk of cancer with healthy food choices and physical activity», *CA Cancer J Clin*, enero-febrero de 2012; 62(1): 30-67.

Manera, M., Basulto, J., y Baladia, E., «Newsletter del GREP-AEDN de abril de 2012», *Newsletter del GREP-AEDN*, abril de 2012; 4(4). En: http://www.grep-aedn.es/newsletter/Abril_2012.html. [Consulta: 15 de mayo de 2012.]

McAlister, A. R., y Cornwell, T. B., «Preschool Children's Persuasion Knowledge: The Contribution of Theory of Mind», *Journal of Public Policy & Marketing*, 2009; 28(2): 175-185.

Organización de Consumidores y Usuarios, «Alegaciones nutricionales: cada vez más rigurosas», 17 de abril de 2009. En: http://www.

ocu.org/etiquetado-y-publicidad/alegaciones-nutricionales-cada-vez-mas-rigurosas-s444624.htm. [Consulta: 15 de mayo de 2012.]

Organización Mundial de la Salud, *Conjunto de recomendaciones sobre la promoción de alimentos y bebidas no alcohólicas dirigida a los niños*, OMS, Suiza, 2010.

Revenga, J., «Fútbol, olimpiadas, patatas, cervezas y sofá: ¿quién da más?», *El nutricionista de la general*, 1 de junio de 2012. En: http://blogs.20minutos.es/el-nutricionista-de-la-general/2012/06/01/futbol-olimpiadas-patatas-cervezas-y-sofa-quien-da-mas/. [Consulta: 15 de mayo de 2012.]

Royo-Bordonada, M. A., Garcés, C., Gorgojo, L., Martín-Moreno, J. M., Lasunción, M. A., Rodríguez-Artalejo, F., *et al.*, «Saturated fat in the diet of Spanish children: relationship with anthropometric, alimentary, nutritional and lipid profiles», *Public Health Nutr*, junio de 2006; 9(4): 429-435.

Ruiz, J. R., Ortega, F. B., Moreno, L.A., Wärnberg, J., González-Gross, M. L., Cano, M. D., *et al.*, «Reference values for serum lipids and lipoproteins in Spanish adolescents: the AVENA study», *Soz Praventivmed*, 2006; 51(2): 99-109.

Slimani, N., Deharveng, G., Southgate, D. A., Biessy, C., Chajès, V., van Bakel, M. M., *et al.*, «Contribution of highly industrially processed foods to the nutrient intakes and patterns of middle-aged populations in the European Prospective Investigation into Cancer and Nutrition study», *Eur J Clin Nutr*, 2009; 63(Suppl 4): S206-225.

Van der Ploeg, H. P., Chey, T., Korda, R. J., Banks, E., y Bauman, A., «Sitting time and all-cause mortality risk in 222.497 Australian adults», *Arch Intern Med*, 2012; 172(6): 494-500.

World Health Organization, «Global status report on noncommunicable diseases 2010». WHO Library Cataloguing-in-Publication, Ginebra, 2011. En: http://whqlibdoc.who.int/publications/2011/9789240686458_eng.pdf. [Consulta: 15 de mayo de 2012.]

World Health Organization-Europe, «Food and health in Europe: a new basis for action», WHO Regional Publications, European Series, Ginebra, 2004. En: http://www.euro.who.int/document/e82161.pdf. [Consulta: 15 de mayo de 2012.]

2. Alimentación desde el nacimiento hasta los seis meses

Agostoni, C., Decsi, T., Fewtrell, M., Goulet, O., Kolacek, S., Koletzko, B., *et al.*, «Complementary feeding: a commentary by the ESPGHAN Committee on Nutrition», *J Pediatr Gastroenterol Nutr*, enero de 2008; 46(1): 99-110.

Aguayo, J., «La lactancia materna en recién nacidos pretérminos», en: Comité de lactancia materna de la Asociación Española de Pediatría, *Lactancia materna: guía para profesionales*, Ergon, Madrid, 2004, pp. 95-106.

American Academy of Pediatrics, «Breastfeeding and the use of human milk», *Pediatrics*, 2012; 129(3): e827-841.

—, «Breastfeeding and the use of human milk», *Pediatrics*, 2005: 115; 496-506.

—, Committee on Nutriton, *Pediatric Nutrition Handbook, 6th Ed*, AAP, Illinois, 2009. p. 111.

Ashraf, R .N., Jalil, F., Aperia, A., y Lindblad, B. S., «Additional water is not needed for healthy breast-fed babies in a hot climate», *Acta Paediatr*, 1993; 82: 1007-1011.

Asociación Española de Dietistas-Nutricionistas, «Código Deontológico de la profesión de Dietista-Nutricionista», 2011. En: http://www.aedn.es/resources/804bf642e1e44e9codigodietistanutricionista.pdf. [Consulta: 15 de mayo de 2012.]

Asociación Española de Pediatría de Atención Primaria, «Promoción de la lactancia materna», 2006. En: http://www.aepap.org/previnfad/pdfs/previnfad_lactancia.pdf. [Consulta: 15 de mayo de 2012.]

—, «Promoción de la lactancia materna», 2006. En: http://www.aepap.org/previnfad/pdfs/previnfad_lactancia.pdf. [Consulta: 15 de mayo de 2012.]

Asociación Española de Pediatría, «La lactancia materna. Cómo promover y apoyar la lactancia materna en la práctica pediátrica. Recomendaciones del Comité de Lactancia de la AEP», *An Pediatr (Barc)*, 2005; 63: 340-356.

—, «Recomendaciones sobre Lactancia Materna del Comité de Lactancia Materna de la Asociación Española de Pediatría», 2012. En: http://www.aeped.es/comite-lactancia-materna/recomendaciones. [Consulta: 15 de mayo de 2012.]

Asociación Sina, «Lactancia Materna. "¡Chúpate ésa!"». Artículo publicado en *The Ecologist* (abril, 2006)», 18 de junio de 2007. En: http://www.asociacionsina.org/2007/08/18/articulo-publicado-en-the-ecologist-abril-de-2006/. [Consulta: 15 de mayo de 2012.]

Azizi, F., y Smyth, P., «Breastfeeding and maternal and infant iodine nutrition», *Clin Endocrinol (Oxf)*, mayo de 2009; 70(5): 803-809.

Baker, J. L., Gamborg, M., Heitmann, B. L., Lissner, L., Sørensen, T. I., y Rasmussen, K. M., «Breastfeeding reduces postpartum weight retention», *Am J Clin Nutr*, diciembre de 2008; 88(6): 1.543-1.551.

Ball, T. M., y Wright, A. L., «Health care costs of formula-feeding in the first year of life», *Pediatrics*, abril de 1999; 103(4 Pt 2): 870-876.

Butte, N. F., Wong, W. W., Hopkinson, J. M., Heinz, C. J., Mehta, N. R., y Smith, E. O., «Energy requirements derived from total energy expenditure and energy deposition during the first 2 y of life», *Am J Clin Nutr*, diciembre de 2000; 72(6): 1.558-1.569.

Cattaneo, A., Williams, C., Pallás-Alonso, C.R., Hernández-Aguilar, M. T., Lasarte-Velillas, J. J., Landa-Rivera, L., *et al.*, «Authors' response to the letter from ESPGHAN CoN», *Matern Child Nutr*, 2012; 8(1): 139-140.

—, «ESPGHAN's 2008 recommendation for early introduction of complementary foods: how good is the evidence?», *Matern Child Nutr*, 2011; 7(4): 335-343.

Comité de Lactancia Materna de la Asociación Española de Pediatría, *Lactancia materna, guía para profesionales*, AEP, Madrid, 2004.

European Comisión, Karolinska Institutet, Institute for Child Health I.R.C.C.S. Burlo Garofolo, y Unit for Health Services Research and International Health WHO Collaborating Centre for Maternal and Child Health, «Infant and young child feeding: standard recommendations for the European Union», 2006. En: http://www.ihan.es/cd/documentos/Rec_UE_en.pdf. [Consulta: 15 de mayo de 2012.]

European Food Safety Authority, «Results of the monitoring of perfluoroalkylated substances in food in the period 2000-2009», *EFSA Journal*, 2011; 9(2):2016. En: www.efsa.europa.eu/efsajournal.htm. [Consulta: 15 de mayo de 2012.]

Generalitat de Catalunya, Departament de Salut, *Contaminants químics, estudi de dieta total a Catalunya*, Agència Catalana de Seguretat Alimentària, Barcelona, 2005. En: http://www.gencat.cat/sa-lut/acsa/html/ca/dir1538/dn1538/contaminants_quim_edt.pdf. [Consulta: 15 de mayo de 2012.]

Goldberg, N. M., y Adams, E., «Supplementary water for breast-fed babies in a hot and dry climate—not really a necessity», *Arch Dis Child*, 1983; 58: 73-74.

International Life Sciences Institute, *Hidratación, líquidos para la vida*, ILSI, México, 2006.

Lasarte, J. J., Hernández, M. T., Paricio, J. M., Pallás, C. R., Landa, L., y Lozano, M. J., «Controversias del nuevo documento de la ESPGHAN sobre lactancia materna», *Perlinfad-las perlas de Prev-Infad*, 7 de junio de 2010. En: http://perlinfad.wordpress.com/2010/06/07/controversias-del-nuevo-documento-de-la-espghan-sobre-lactancia-materna/. [Consulta: 15 de mayo de 2012.]

Lawrence, R. A., y Lawrence, R. M., *Lactancia materna. Una guía para la profesión médica*, Elsevier, Madrid, 2007, p. 39.

Manera, M., Baladia, E., y Basulto, J., «Newsletter del GREP-AEDN de octubre de 2011», *Newsletter del GREP-AEDN*, octubre de 2011; 3(10). En:: http://www.grep-aedn.es/newsletter/octubre2011.htm. [Consulta: 15 de mayo de 2012.]

Manera, M., Basulto, J., y Baladia, E., «Newsletter del GREP-AEDN de mayo de 2011», *Newsletter del GREP-AED*, mayo de 2011; 3(5). En: http://www.grep-aedn.es/newsletter/mayo2011.htm. [Consulta: 15 de mayo de 2012.]

McClure, C. K., Schwarz, E. B., Conroy, M. B., Tepper, P. G., Janssen, I., y Sutton-Tyrrell, K. C., «Breastfeeding and subsequent maternal visceral adiposity», *Obesity (Silver Spring)*, noviembre de 2011; 19(11): 2.205-2.213.

Merewood, A., Brooks, D., Bauchner, H., Macaulay, L., y Mehta, S. D., «Maternal birthplace and breastfeeding initiation among term and preterm infants: a statewide assessment for Massachusetts», *Pediatrics*, octubre de 2006; 118(4): e1.048-1.054.

Moreno, M. A., «Breastfeeding as Obesity Prevention», *Arch Pediatr Adolesc Med*, agosto de 2011; 165(8): 772.

Ogburn, T., Philipp, B. L., Espey, E., Merewood, A., y Espindola, D., «Assessment of breastfeeding information in general obstetrics and gynecology textbooks», *J Hum Lact*, febrero de 2011; 27(1): 58-62.

Oliver, A., Vargiu, D., y Ruiz, L., «Mejora de los conocimientos, actitudes y prácticas de los pediatras españoles sobre lactancia materna», *An Pediatr (Barc)*, 2007; 66(Supl 3): 202-203.

Ortega, R. M., López, A. M., Requejo, A. M., y Carbajales, P. A., *La composición de los alimentos*, Editorial Complutense, Madrid, 2004.

Patricio, J. M., «Compatibilidad de fármacos, productos herbales, drogas de abuso y contaminantes ambientales con la lactancia», en: Comité de lactancia materna de la Asociación Española de Pediatría, *Lactancia materna, guía para profesionales*, AEP, Madrid, 2004, p. 402.

Pisacane, A., Continisio, P., e Italian Work Group on Breastfeeding, «Breastfeeding and perceived changes in the appearance of the breasts: a retrospective study», *Acta Paediatr*, octubre de 2004; 93(10): 1.346-1.348.

Rinker, B., Veneracion, M., y Walsh, C. P., «Breast ptosis: causes and cure», *Ann Plast Surg*, mayo de 2010; 64(5): 579-584.

—, «The effect of breastfeeding on breast aesthetics», *Aesthet Surg J*, septiembre-octubre de 2008; 28(5): 534-537.

Roth, M., «Could body image be a barrier to breastfeeding? A review of the literature», *Leaven*, 2006; 42(1): 4-7.

Tsindos, S., «What drove us to drink 2 litres of water a day», *Aust N Z J Public Health*, 2012; 36(3): 205-207.

UNICEF, Red Uruguaya de Apoyo a la Nutrición y Desarrollo Infantil (RUANDI), «Afiche de lactancia materna exclusiva», 2012. En: http://www.ruandi.org.uy/materiales/afiche_lactancia_materna_exclusiva.jpg. [Consulta: 15 de mayo de 2012.]

World Health Assembly, *Infant and young child nutrition. [Eleventh plenary meeting. 9 May 1994. Agenda item 19:2.(1)(d)]*, WA, Ginebra, 1994.

World Health Organization, «Breastfeeding», 2012. En: http://www.who.int/topics/breastfeeding/en/index.html. [Consulta: 15 de mayo de 2012.]

—, «Continued Breastfeeding», 14 de diciembre de 2011. En: http://www.who.int/elena/titles/continued_breastfeeding/en/index.html. [Consulta: 15 de mayo de 2012.]

—, «Infant and young child feeding», julio de 2010. En: http://www.who.int/mediacentre/factsheets/fs342/en/index.html. [Consulta: 15 de mayo de 2012.]

Agencia Española de Seguridad Alimentaria y Nutrición, «Informe del Comité Científico de la Agencia Española de Seguridad Alimentaria y Nutrición (AESAN) sobre el botulismo infantil», *Revista del comité científico de la AESAN*, 2011; 14: 9-26.

Agostoni, C., Decsi, T., Fewtrell, M., Goulet, O., Kolacek, S., Koletzko, B., *et al.*, «Complementary feeding: a commentary by the ESPGHAN Committee on Nutrition», *J Pediatr Gastroenterol Nutr*, enero de 2008; 46(1): 99-110.

American Academy of Pediatrics, «Breastfeeding and the use of human milk», *Pediatrics*, 2005: 115; 496-506.

—, «Breastfeeding and the use of human milk», *Pediatrics*, 2012; 129(3): e827-841.

American Dietetic Association, «Introducing Solid Foods», 2012. En: http://www.eatright.org/kids/article.aspx?id=6442459352. [Consulta: 15 de mayo de 2012.]

Asociación Española de Pediatría de Atención Primaria, «Promoción de la lactancia materna», 2006. En: http://www.aepap.org/previnfad/pdfs/previnfad_lactancia.pdf. [Consulta: 15 de mayo de 2012.]

Asociación Española de Pediatría, «Recomendaciones sobre lactancia materna del Comité de Lactancia Materna de la Asociación Española de Pediatría», 2012. En: http://www.aeped.es/comite-lactancia-materna/recomendaciones. [Consulta: 15 de mayo de 2012.]

Butte, N. F., Wong, W. W., Hopkinson, J. M., Heinz, C. J., Mehta, N. R., y Smith, E. O., «Energy requirements derived from total energy expenditure and energy deposition during the first 2 y of life», *Am J Clin Nutr*, diciembre de 2000; 72(6): 1.558-1.569.

Cattaneo, A., Williams, C., Pallás-Alonso, C. R., Hernández-Aguilar, M. T., Lasarte-Velillas, J. J., Landa-Rivera, L., *et al.*, «Authors' response to the letter from ESPGHAN CoN», *Matern Child Nutr*, 2012; 8(1): 139-140.

—, «ESPGHAN's 2008 recommendation for early introduction of complementary foods: how good is the evidence?», *Matern Child Nutr*, 2011; 7(4): 335-343.

Comité de Nutrición de la Asociación Española de Pediatría, «Consumo de zumos de frutas y de bebidas refrescantes por niños y adolescentes en España. Implicaciones para la salud de su mal uso y abuso», *An Pediatr (Barc)*, junio de 2003; 58(6): 584-593. En: http://db.doyma.es/cgi-bin/wdbcgi.exe/doyma/mrevista.full text?pident=13048086. [Consulta: 15 de mayo de 2012.]

Committee on Nutrition, American Academy of Pediatrics, «The use and misuse of fruit juice in pediatrics», *Pediatrics*, mayo de 2001; 107(5): 1.210-1.213.

Cribb, V. L., Warren, J. M., y Emmett, P. M., «Contribution of inappropriate complementary foods to the salt intake of 8-month-old infants», *Eur J Clin Nutr*, enero de 2012; 66(1): 104-110.

EFSA Panel on Dietetic Products, Nutrition and Allergies (NDA), «Scientific opinion on the substantiation of health claims related to honey and "respiratory health through presence of antioxidant phytochemicals" (ID 1161), "the unique composition and ratio of effective substances adds energy to the human body" (ID 3188), and "it stimulates the whole metabolism and the immune system" (ID 3189) pursuant to Article 13(1) of Regulation (EC) No 1924/2006», *EFSA Journal*, 2010; 8(2): 1.484.

—, «Scientific opinion on the substantiation of health claims related to various food(s)/food constituent(s) and protection of cells from premature aging, antioxidant activity, antioxidant content and antioxidant properties, and protection of DNA, proteins and lipids from oxidative damage pursuant to Article 13(1) of Regulation (EC) No 1924/2006», *EFSA Journal*, 2010; 8(2): 1.489.

European Comisión, Karolinska Institutet, Institute for Child Health I.R.C.C.S. Burlo Garofolo, y Unit for Health Services Research and International Health WHO Collaborating Centre for Maternal and Child Health, «Infant and young child feeding: standard recommendations for the European Union», 2006. En: http://www.ihan.es/cd/documentos/Rec_UE_en.pdf. [Consulta: 15 de mayo de 2012.]

Fox, M. K., Reidy, K., Novak, T., y Ziegler, P., «Sources of energy and nutrients in the diets of infants and toddlers», *J Am Diet Assoc*, enero de 2006; 106(1 Suppl 1): S28-42.

Freeman, V., Van't Hof, M., y Haschke, F., «Patterns of milk and food intake in infants from birth to age 36 months: the Euro-growth study», *J Pediatr Gastroenterol Nutr*, 2000; 31(Suppl 1): S76-85.

Geissler, C., ed., *Human Nutrition*, Elsevier, Reino Unido, 2005, p. 298.

Gibson, E. L., y Wardle, J., «Energy density predicts preferences for fruit and vegetables in 4-year-old children», *Appetite*, agosto de 2003; 41(1): 97-98.

Gidding, S. S., Dennison, B. A., Birch, L. L., Daniels, S. R., Gillman, M. W., Lichtenstein, A. H., *et al.*, «Dietary recommendations for children and adolescents: a guide for practitioners. Consensus Statement From the American Heart Association, endorsed by the American Academy of Pediatrics», *Pediatrics*, febrero de 2006; 117(2): 544-559.

Günther, A. L., Buyken, A. E., y Kroke, A., «Protein intake during the period of complementary feeding and early childhood and the association with body mass index and percentage body fat at 7 y of age», *Am J Clin Nutr*, junio de 2007; 85(6): 1.626-1.633.

Hamilton, K., Daniels, L., Murray, N., White, K. M., y Walsh, A., «Mothers' perceptions of introducing solids to their infant at six months of age: identifying critical belief-based targets to promote adherence to current infant feeding guidelines», *J Health Psychol*, enero de 2012; 17(1): 121-131.

Lande, B., Andersen, L. F., Baerug, A., Trygg, K. U., Lund-Larsen, K., Veierød, M. B., *et al.*, «Infant feeding practices and associated factors in the first six months of life: the Norwegian infant nutrition Surrey», *Acta Paediatr*, 2003; 92(2): 152-61.

Mandel, D., Lubetzky, R., Dollberg, S., Barak, S., y Mimouni, F.B., «Fat and energy contents of expressed human breast milk in prolonged lactation», *Pediatrics*, septiembre de 2005; 116(3): e432-5.

Michaelsen, K. F., Larnkjær, A., Lauritzen, L., y Mølgaard, C., «Science base of complementary feeding practice in infancy», *Current Opinion in Clinical Nutrition & Metabolic Care*, mayo de 2010; 13(3): 277-283.

Naylor, A. J., y Morrow, A. L., eds., *Developmental Readiness of Normal Full Term Infants to Progress From Exclusive Breastfeeding to the Introduction of Complementary Foods: Reviews of the Relevant Literature Concerning Infant Immunologic, Gastrointestinal, Oral Motor and Maternal Reproductive and Lactational Development*, Wellstart International and the LINKAGES Project/Academy of Educational Development, Washington, D. C., 2001.

Stang, J., y Loth, K. A., «Parenting style and child feeding practices: pontential mitigating factors in the etiology of childhood obesity», *J Am Diet Assoc*, 2011; 111(9): 1.301-1.305.

Van den Boom, S. A. M., Kimber, A. C., y Morgan, J. B., «Nutritional composition of home-prepared baby meals in Madrid. Comparison with commercial products in Spain and home-made meals in England», *Acta Pædiatr*, 1997; 86: 57-62.

Wikiquote, «Antonio Machado». En: http://es.wikiquote.org/wiki/Antonio_Machado. [Consulta: 15 de mayo de 2012.]

World Health Organization, «Breastfeeding», 2012. En: http://www.who.int/topics/breastfeeding/en/index.html. [Consulta: 15 de mayo de 2012.]

—, *Complementary feeding. Report of the global consultation Summary of guiding principles*, WHO, Ginebra, 2002. En: http://whqlibdoc.who.int/publications/2002/924154614X.pdf. [Consulta: 15 de mayo de 2012.]

—, *Feeding and nutrition of infants and young children Guidelines for the WHO European Region, with emphasis on the former Soviet countries*, WHO, Ginebra, 2003. En: http://www.euro.who.int/document/WS_115_2000FE.pdf. [Consulta: 15 de mayo de 2012.]

4. ALIMENTACIÓN EN NIÑOS MAYORES DE DOS AÑOS Y ADOLESCENTES.

Agència de Salut Pública de Catalunya, *L'alimentació saludable a l'etapa escolar*, Agència de Salut Pública de Catalunya, Barcelona, 2012.

American Academy of Pediatrics, «Breastfeeding and the use of human milk», *Pediatrics*, 2012; 129(3): e827-841.

American Heart Association, y American Academy of Pediatrics, «Dietary recommendations for children and adolescents: a guide for practitioners: consensus statement from the American Heart Association. American Heart Association; American Academy of Pediatrics», *Circulation*, 27 de septiembre de 2005; 112(13): 2.061-2.075.

Baladia, E., Calbet, D., Basulto, J., y Manera, M., «Metaanálisis de la ingesta de calcio, vitamina D y fibra de la población española de edades comprendidas entre 1 y 18 años (datos de 2002-2012)», 2013. De próxima aparición.

Barradas, M. E., Báez, S., Martínez, M. ,y Balderrama, J., «Resistencia ante la presión del grupo de pares para consumir alcohol en estudiantes del ITV», 2011. En: http://congreso.academiajournals.com/downloads/11 %200 %20CINCA %201-100 %202011.pdf. [Consulta: 15 de mayo de 2012.]

Barrio-Cantalejo, I. M., Ayudarte-Larios, L. M., Hernán-García, M., Simón-Lorda, P., García-Gutiérrez, J. F. y, Martínez-Tapias, J., «Are the health messages in schoolbooks based on scientific evidence? A descriptive study», *BMC Public Health*, 2011; 11: 54.

Benton, D., «Role of parents in the determination of the food preferences of children and the development of obesity», *Int J Obes Relat Metab Disord*, 2004; 28(7): 858-869.

Birch, L. L., y Fisher, J. O., «Development of eating behaviors among children and adolescents», *Pediatrics*, 1998; 101(3, pt 2): 539-549.

Bischoff-Ferrari, H. A., Dawson-Hughes, B., Baron, J. A., Burckhardt, P., Li, R., Spiegelman, D., *et al.*, «Calcium intake and hip fracture risk in men and women: a meta-analysis of prospective cohort studies and randomized controlled trials», *Am J Clin Nutr*, diciembre de 2007; 86(6): 1.780-1.790.

Bischoff-Ferrari, H. A., Dawson-Hughes, B., Baron, J. A., Kanis, J. A., Orav, E. J., Staehelin, H. B., *et al.*, «Milk intake and risk of hip fracture in men and women: a meta-analysis of prospective cohort studies», *J Bone Miner Res*, abril de 2011; 26(4): 833-839.

Chuang, S. C., Norat, T., Murphy, N., Olsen, A., Tjønneland, A., Overvad, K., *et al.*, «Fiber intake and total and cause-specific mortality in the European Prospective Investigation into Cancer and Nutrition cohort», *Am J Clin Nutr*, 30 de mayo de 2012.

Comité de lactancia materna de la Asociación Española de Pediatría, *Lactancia materna: guía para profesionales*, Ergon, Madrid, 2004.

Contento, I. R., Williams, S. S., Michela, J. L., y Franklin, A. B., «Understanding the food choice process of adolescents in the context of family and friends», *J Adolesc Health*, mayo de 2006; 38(5): 575-582.

Crowe, F. L., Key, T. J., Appleby, P. N., Overvad, K., Schmidt, E. B., Egeberg, R., *et al.*, «Dietary fibre intake and ischaemic heart disease mortality: the European Prospective Investigation into Cancer and Nutrition-Heart study», *Eur J Clin Nutr*, 23 de mayo de 2012.

Currie, C., ed., *Social determinants of health and well-being among young people. Health Behaviour in School-aged Children (HBSC) study: international report from the 2009/2010 survey*, WHO Regional Office for Europe, Copenhage, 2012.

DeFina, L. F., Marcoux, L. G., Devers, S. M., Cleaver, J. P., y Willis, B. L., «Effects of omega-3 supplementation in combination with diet and exercise on weight loss and body composition», *Am J Clin Nutr*, febrero de 2011; 93(2): 455-562.

Díaz, G., Souto-Gallardo, M. C., Bacardí, M., y Jiménez-Cruz, A., «Efecto de la publicidad de alimentos anunciados en la televisión sobre la preferencia y el consumo de alimentos: revisión sistemática», *Nutr Hosp*, noviembre-diciembre de 2011; 26(6): 1.250-1.255.

Dietary Guidelines Advisory Committee, *Report of the Dietary Guidelines Advisory Committee on the Dietary Guidelines for Americans, 2010, to the Secretary of Agriculture and the Secretary of Health and Human Services U.S.*, Department of Agriculture, Agricultural Research Service, Washington, D. C., 2010.

Domínguez-Vásquez, P., Olivares, S., y Santos, J. L., «Influencia familiar sobre la conducta alimentaria y su relación con la obesidad infantil», *Archivos Latinoamericanos de Nutrición*, septiembre de 2008; 58(3): 249-255.

EFSA Panel on Dietetic Products, Nutrition, and Allergies (NDA), «Scientific Opinion on Dietary Reference Values for carbohydrates and dietary fibre», *EFSA Journal*, 2010; 8(3): 1.462.

El País, «Coma sano en el país de las grasas», 21 de abril de 2012. En: http://sociedad.elpais.com/sociedad/2012/04/21/vidayartes/1335034752_578200.html. [Consulta: 15 de mayo de 2012.]

—, Cristina Castro Carbón, «Tanta "tele" engorda», 15 de mayo de 2009. En: http://www.elpais.com/articulo/sociedad/tele/engorda/elpepusoc/20090515elpepisoc_1/Tes. [Consulta: 15 de mayo de 2012.]

—, «Piden excluir a McDonald's y Coca-Cola de los Juegos de Londres», 16 de abril de 2012. En: http://sociedad.elpais.com/sociedad/2012/04/16/actualidad/1334543587_090097.html. [Consulta: 15 de mayo de 2012.]

ESPGHAN Committee on Nutrition, Agostoni, C., Braegger, C., Decsi, T., Kolacek, S., Mihatsch, W., *et al.*, «Supplementation of N-3 LCPUFA to the diet of children older than 2 years: a commentary by the ESPGHAN Committee on Nutrition», *J Pediatr Gastroenterol Nutr*, julio de 2011; 53(1): 2-10.

European Food Safety Authority, «EPA/DHA/DPA related health claims», *EFSA Journal*, 2010; 8(10): 1796.

FAO/WHO Expert Consultation, *Carbohydrates in human nutrition*, FAO, Rome, 1998. En: http://www.fao.org/docrep/W8079E/W8079E00.htm. [Consulta: 15 de mayo de 2012.]

Ferguson, C. J., Muñoz, M. E., y Medrano, M. R., «Advertising influences on young children's food choices and parental influence», *J Pediatr*, marzo de 2012; 160(3): 452-455.

Foundation for the Automobile and Society, World Health Organization, *Cinturones de seguridad y sistemas de retención infantil: un manual de seguridad vial para decisores y profesionales*, FIA, Reino Unido, 2009.

Gee, M., Kathleen, L., y Escott-Stump, S., «Control del peso», en: Kathleen Mahan, L., Escott-Stump, S., eds., *Krause dietoterapia*, Elsevier, Masson, Barcelona, 2009, pp. 531-562.

Gidding, S. S., Dennison, B. A., Birch, L. L., Daniels, S. R., Gillman, M. W., Lichtenstein, A. H., *et al.*, «Dietary recommendations for children and adolescents: a guide for practitioners. Consensus Statement From the American Heart Association, endorsed by the American Academy of Pediatrics», *Pediatrics*, febrero de 2006; 117(2): 544-559.

Gil, A., Uauy, R., Dalmau, J., y Comité de Nutrición de la AEP, «Bases para una alimentación complementaria adecuada de los lactantes y los niños de corta edad», *An Pediatr (Barc)*, 2006; 65(5): 481-495.

Gómez, L., Jacoby, E., Ibarra, L., Lucumí, D., Hernandez, A., Parra, D., *et al.*, «Patrocinio de programas de actividad física por parte de la industria de bebidas azucaradas: ¿salud pública o relaciones públicas?», *Rev. Saúde Pública*, 2011; 45(2): 1-4.

Grupo de Revisión, Estudio y Posicionamiento de la Asociación Española de Dietistas-Nutricionistas, «Si tú comes frutas y hortalizas, ellos también lo harán», 2010. En: http://www.grep-aedn.es/documentos/SiTuComesEllosTambien.pdf. [Consulta: 15 de mayo de 2012.]

Harvard Medical School, «Should you eat fish?», *HealthBeat*, 13 de febrero de 2007. En: https://www.health.harvard.edu/healthbeat/HEALTHbeat_021307.htm. [Consulta: 15 de mayo de 2012.]

Hu, F. B.. y Manson, J. E., «Omega-3 Fatty Acids and Secondary Prevention of Cardiovascular Disease--Is It Just a Fish Tale?: Comment on "Efficacy of Omega-3 Fatty Acid Supplements (Eicosapentaenoic Acid and Docosahexaenoic Acid) in the Secondary Prevention of Cardiovascular Disease"», *Arch Intern Med*, 9 de abril de 2012.

Huang, T. T., y Macrory, M. A., «Dairy intake, obesity, and metabolic health in children and adolescents: knowledge and gaps», *Nutr Rev*, marzo de 2005; 63(3): 71-80.

Kubik, M. Y., Wall, M., Shen, L., Nanney, M. S., Nelson, T. F., Laska, M. N., *et al.*, «State but not district nutrition policies are associated with less junk food in vending machines and school stores in US public schools», *J Am Diet Assoc*, julio de 2010; 110(7): 1.043-1.048.

Kushi, L. H., Doyle, C., McCullough, M., Rock C. L., Demark-Wahnefried, W., Bandera, E.V., *et al.*, «American Cancer Society Guidelines on nutrition and physical activity for cancer prevention: reducing the risk of cancer with healthy food choices and physical activity», *CA Cancer J Clin*, enero-febrero de 2012; 62(1): 30-67.

Kwak, S. M., Myung, S. K., Lee, Y. J., Seo, H. G. y Korean Meta-analysis Study Group, «Efficacy of Omega-3 Fatty Acid Supplements (Eicosapentaenoic Acid and Docosahexaenoic Acid) in the Secondary Prevention of Cardiovascular Disease: A Meta-analysis of Randomized, Double-blind, Placebo-Controlled Trials», *Arch Intern Med*, 9 de abril de 2012.

Lucas, M., Mirzaei, F., O'Reilly, E. J., Pan, A., Willett, W. C., Kawachi, I., *et al.*, «Dietary intake of n-3 and n-6 fatty acids and the risk of clinical depression in women: a 10-y prospective follow-up study», *Am J Clin Nutr*, junio de 2011; 93(6): 1.337-1.343.

Malik, V. S., y Hu, F. B., «Sugar-sweetened beverages and health: where does the evidence stand?», *Am J Clin Nutr*, noviembre de 2011; 94(5): 1.161-1.162.

Malik, V. S., Schulze, M. B., y Hu, F. B., «Intake of sugar-sweetened beverages and weight gain: a systematic review», *Am J Clin Nutr*, agosto de 2006; 84(2): 274-288.

McClure, C. K., Schwarz, E. B., Conroy, M. B., Tepper, P. G., Janssen, I., y Sutton-Tyrrell, K. C., «Breastfeeding and subsequent maternal visceral adiposity», *Obesity (Silver Spring)*, noviembre de 2011; 19(11): 2.205-2.213.

Michela, J. L., y Contento, I. R., «Cognitive, motivational, social, and environmental influences on children's food choices», *Health Psychol*, 1986; 5(3): 209-230.

Ministerio de Sanidad y Consumo, «No siempre son los hijos de los demás quienes se emborrachan los fines de semana», 2007. En: http://www.msps.es/campannas/campanas07/pdf/FolletoPadres. pdf. [Consulta: 15 de mayo de 2012.]

Ministerio de Sanidad, «Manifiesto contra el consumo de bebidas alcohólicas por menores», 2011. En: http://www.pnsd.msc.es/novedades/pdf/Manifiesto.pdf. [Consulta: 15 de mayo de 2012.]

National Institutes of Health, «Women and Alcohol», marzo de 2011. En: http://pubs.niaaa.nih.gov/publications/womensfact/womens Fact.pdf. [Consulta: 15 de mayo de 2012.]

Neumark-Sztainer, D., Story, M., Ackard, D., Moe, J., y Perry, C., «Family meals among adolescents findings from pilot study», *J Nutr Educ Behav*, 2000; 32(6): 335-340.

—, «The "family meal" views of adolescents», *J Nutr Educ Behav*, 2000; 32(6): 329-334.

Neumark-Sztainer, D., Story, M., Perry, C., y Casey, M. A., «Factors influencing food choices of adolescents: findings from focus-group discussions with adolescents», *J Am Diet Assoc*, 1999; 99(8): 929-937.

Organización de Consumidores y Usuarios, «Casi todos bebemos», *OCU-Salud*, 2010; 93: 11-14.

—, «Se vende alcohol a menores», *OCU-Salud*, 2009; 83: 20-23.

Organización Mundial de la Salud, *Recomendaciones mundiales sobre actividad física para la salud*, WHO, Ginebra, 2010.

Pearson, N., Biddle, S. J., y Gorely, T., «Family correlates of fruit and vegetable consumption in children and adolescents: a systematic review», *Public Health Nutr*, febrero de 2009; 12(2): 267-283.

Pedersen, J. I., James, P. T., Brouwer, I. A., Clarke, R., Elmadfa, I., Katan, M. B., *et al.*, «The importance of reducing SFA to limit CHD», *Br J Nutr*, octubre de 2011; 106(7): 961-963.

Perk, J., De Backer, G., Gohlke, H., Graham, I., Reiner, Z., Verschuren, W. M., *et al.*, «European guidelines on cardiovascular disease prevention in clinical practice (version 2012): The Fifth Joint Task Force of the European Society of Cardiology and Other Societies on Cardiovascular Disease Prevention in Clinical Practice (consti-

tuted by representatives of nine societies and by invited experts)»,
Atherosclerosis, 14 de mayo de 2012.

Popkin, B. M., «Reducing meat consumption has multiple benefits for
the world's health», *Arch Intern Med*, 23 de marzo de 2009; 169(6):
543-545.

Público, «Un estudio de Atapuerca concluye la conveniencia de leche
materna hasta los 4 años», 11 de octubre de 2009. En: http://www.
publico.es/agencias/efe/259581/un-estudio-de-atapuerca-conclu-
ye-la-conveniencia-de-leche-materna-hasta-los-4-anos. [Consulta:
15 de mayo de 2012.]

Revenga, J., «Fotos nutricionalmente divertidas», *El nutricionista de la
general*, 12 de abril de 2012. En: http://blogs.20minutos.es/el-
nutricionista-de-la-general/2012/04/12/fotos-nutricionalmente-
divertidas. [Consulta: 15 de mayo de 2012.]

Royo-Bordonada, M. A., Gorgojo, L., Martín-Moreno, J. M., Garcés,
C., Rodríguez-Artalejo, F., Benavente, M., *et al.*, «Spanish children's
diet: compliance with nutrient and food intake guidelines», *Eur J
Clin Nutr*, agosto de 2003; 57(8): 930-939.

Sánchez, I., Cortés, R. B. y Buñuel, J. C., «Los consejos sobre salud en
libros de texto escolares se basan en un pobre nivel de evidencia»,
Evid Pediatr, 2011; 7: 40.

Scaglioni, S., Salvioni, M., y Galimberti, C., «Influence of parental attitudes in the development of children eating behaviour», *Br J
Nutr*, febrero de 2008; 99(Suppl 1): S22-25.

Serra, L., y Aranceta, J., eds., *Nutrición infantil y juvenil. Estudio en-
Kid*, Masson, Barcelona, 2004.

Shomaker, L. B., Tanofsky-Kraff, M., Savastano, D. M., Kozlosky, M.,
Columbo, K. M., Wolkoff, L. E., *et al.*, «Puberty and observed
energy intake: boy, can they eat!», *Am J Clin Nutr*, julio de 2010;
92(1): 123-129.

Stuebe, A. M., Rich-Edwards, J. W., Willett, W. C., Manson, J. E., y
Michels, K. B., «Duration of lactation and incidence of type 2
diabetes», *JAMA*, 23 de noviembre de 2005; 294(20): 2.601-
2.610.

Sutherland, L. A., Beavers, D. P., Kupper, L. L., Bernhardt, A. M.,
Heatherton, T., y Dalton, M. A., «Like parent, like child: child
food and beverage choices during role playing», *Arch Pediatr Adolesc Med*, noviembre de 2008; 162(11): 1.063-1.069.

Unilever, «Magnum Classic», 2011. En:, http://www.icecreammake-suhappy.co.uk/Products/ProductDetail.aspx?bid=175430&sid=175426&pid=175401. [Consulta: 15 de mayo de 2012.]

Veerman, J. L., Van Beeck, E. F., Barendregt, J. J., y Mackenbach, J. P., «By how much would limiting TV food advertising reduce child-hood obesity?», *Eur J Public Health*, 2009; 19(4):365-369.

Vergnaud, A. C., Norat, T., Romaguera, D., Mouw, T., May, A. M., Tra-vier, N., *et al.*, «Meat consumption and prospective weight change in participants of the EPIC-PANACEA study», *Am J Clin Nutr*, agosto de 2010; 92(2): 398-407.

Warensjö, E., Byberg, L., Melhus, H., Gedeborg, R., Mallmin, H., Wolk, A., *et al.*, «Dietary calcium intake and risk of fracture and osteoporosis: prospective longitudinal cohort study», *BMJ*, 24 de mayo de 2011; 342: d1.473.

Willett, W. C., y Ludwig, D. S., «The 2010 Dietary Guidelines-the best recipe for health?», *N Engl J Med*, 27 de octubre de 2011; 365(17): 1.563-5.

World Health Organization, «Continued Breastfeeding», 14 de di-ciembre de 2011. En: http://www.who.int/elena/titles/continued_breastfeeding/en/index.html. [Consulta: 15 de mayo de 2012.]

—, *Complementary feeding. Report of the global consultation Summary of guiding principles*, WHO, Ginebra, 2002. En: http://whqlibdoc.who.int/publications/2002/924154614X.pdf. [Consulta: 15 de mayo de 2012.]

Zimmerman, F. J., y Bell, J. F., «Associations of television content type and obesity in children», *Am J Public Health*, febrero de 2010; 100(2): 334-340.

5. «SE ME HACE BOLA.» CUANDO NO COMEN COMO QUEREMOS QUE COMAN

Agostoni, C., Braegger, C., Decsi, T., Kolacek, S., Koletzko, B., Mi-hatsch, W., *et al.*, «ESPGHAN Committee on Nutrition. Role of Dietary Factors and Food Habits in the Development of Child-hood Obesity: A Commentary by the ESPGHAN Committee on Nutrition», *J Pediatr Gastroenterol Nutr*, junio de 2011; 52(6): 662-669.

American Academy of Pediatrics, Committee on Nutrition, *Pediatric Nutrition Handbook*, AAP, Illinois, 2004.

—, *Pediatric Nutrition Handbook*, AAP, Illinois, 2006.

American Heart Association, y American Academy of Pediatrics, «Dietary recommendations for children and adolescents: a guide for practitioners: consensus statement from the American Heart Association. American Heart Association; American Academy of Pediatrics», *Circulation*, 27 de septiembre de 2005; 112(13): 2.061-2.075.

American Heart Association, «Dietary Recommendations for Healthy Children», 2012. En: http://www.heart.org/HEARTORG/GettingHealthy/Dietary-Recommendations-for-Healthy-Children_UCM_303886_Article.jsp. [Consulta: 15 de mayo de 2012.]

Barlow, S. E., y Expert Committee, «Expert committee recommendations regarding the prevention, assessment, and treatment of child and adolescent overweight and obesity: summary report», *Pediatrics*, diciembre de 2007; 120(Suppl 4): S164-192.

Benton, D., «Role of parents in the determination of the food preferences of children and the development of obesity», *Int J Obes Relat Metab Disord*, 2004; 28(7): 858-869.

Cason, K. L., «Family mealtimes: more than just eating together», *J Am Diet Assoc*, abril de 2006; 106(4): 532-533.

Comisión Europea, «Estrategia europea sobre problemas de salud relacionados con la alimentación, el sobrepeso y la obesidad. Libro Blanco», 2007. En: http://europa.eu/legislation_summaries/public_health/health_determinants_lifestyle/c11542c_es.htm. [Consulta: 15 de mayo de 2012.]

Craig, W. J., y Mangels, A. R., «Postura de la Asociacion Americana de Dietetica: dietas vegetarianas», *Act Diet*, 2010; 14(1): 10-26.

DiSantis, K. I., Hodges, E. A., Johnson, S. L., Fisher, J. O., «The role of responsive feeding in overweight during infancy and toddlerhood: a systematic review», *Int J Obes (Lond)*, abril de 2011; 35(4): 480-492.

Domínguez-Vásquez, P., Olivares, S., y Santos, J. L., «Influencia familiar sobre la conducta alimentaria y su relación con la obesidad infantil», *Archivos Latinoamericanos de Nutrición*, septiembre de 2008; 58(3): 249-255.

Eagle, T. F., Gurm, R., Goldberg, C. S., DuRussel-Weston, J., Kline-Rogers, E., *et al.*, «Health status and behavior among middleschool children in a midwest community: what are the underpinnings of childhood obesity?», *Am Heart J*, diciembre de 2010; 160(6): 1.185-1.189.

Fisher, J. O., y Birch, L. L., «Restricting access to palatable foods affects children's behavioral response, food selection, and intake», *Am J Clin Nutr*, junio de 1999; 69(6): 1.264-1.272.

Fox, M. K., Devaney, B., Reidy, K., Razafindrakoto, C., y Ziegler, P., «Relationship between portion size and energy intake among infants and toddlers: evidence of self-regulation», *J Am Diet Assoc*, enero de 2006; 106(1 Suppl 1): S77-83.

Fox, M. K., Reidy, K., Novak, T., y Ziegler, P., «Sources of energy and nutrients in the diets of infants and toddlers», *J Am Diet Assoc*, enero de 2006; 106(1 Suppl 1): S28-42.

Gargallo, M., Basulto, J., Breton, I., Quiles, J., Formiguera, X., y Salas-Salvadó, J., «Recomendaciones nutricionales basadas en la evidencia para la prevención y el tratamiento del sobrepeso y la obesidad en adultos (Consenso FESNAD-SEEDO)», *Revista Española de Obesidad*, 2011; 9 (supl. 1): 1-78.

Gidding, S. S., Dennison, B. A., Birch, L. L., Daniels, S. R., Gillman, M. W., Lichtenstein, A. H., *et al.*, «Dietary recommendations for children and adolescents: a guide for practitioners. Consensus Statement From the American Heart Association, endorsed by the American Academy of Pediatrics», *Pediatrics*, febrero de 2006; 117(2): 544-559.

Hammons, A. J., y Fiese, B. H., «Is frequency of shared family meals related to the nutritional health of children and adolescents?», *Pediatrics*, junio de 2011; 127(6): e1.565-1.574.

Hendy, H. M., «Comparison of five teacher actions to encourage children's new food acceptance», *Ann Behav Med*, 1999; 21(1): 20-26.

Hoshi, A., e Inaba, Y., «Risk factors for mortality and mortality rate of sumo wrestlers», *Nihon Eiseigaku Zasshi*, agosto de 1995; 50(3): 730-736.

Jääskeläinen, A., Pussinen, J., Nuutinen, O., Schwab, U., Pirkola, J., *et al.*, «Intergenerational transmission of overweight among Finnish adolescents and their parents: a 16-year follow-up study», *Int J Obes (Lond)*, octubre de 2011; 35(10): 1.289-1.294.

Jackson, J., Strauss, C. C., Lee, A. A., y Hunter, K., «Parents' accuracy in estimating child weight status», *Addict Behav*, 1990; 15(1): 65-68.

Jansen, E., Mulkens, S., y Jansen, A., «Tackling childhood overweight: treating parents exclusively is effective», *Int J Obes (Lond)*, abril de 2011; 35(4): 501-509.

Lagiou, P., Sandin, S., Lof, M., Trichopoulos, D., Adami, H. O., y Weiderpass, E., «Low carbohydrate-high protein diet and incidence of cardiovascular diseases in Swedish women: prospective cohort study», *BMJ*, junio de 2012; 344: e4.026.

Magarey, A. M., Perry, R. A., Baur, L. A., Steinbeck, K. S., Sawyer, M., Hills, A. P., *et al.*, «A parent-led family-focused treatment program for overweight children aged 5 to 9 years: the PEACH RCT», *Pediatrics*, febrero de 2011; 127(2): 214-222.

Manera, M., Equilibrar menús, *Tu Bebé*, 2012; 230: 20-22.

Nicklas, T. A., Hayes, D., y American Dietetic Association, «Position of the American Dietetic Association: nutrition guidance for healthy children ages 2 to 11 years», *J Am Diet Assoc*, junio de 2008; 108(6): 1.038-1.044, 1.046-1.047.

Orrell-Valente, J. K., Hill, L. G., Brechwald, W. A., Dodge, K. A., Pettit, G. S., y Bates, J. E., «"Just three more bites": an observational analysis of parents' socialization of children's eating at mealtime», *Appetite*, enero de 2007; 48(1): 37-45.

Plagemann, A., y Harder, T., «Fuel-mediated teratogenesis and breast-feeding», *Diabetes Care*, marzo de 2011; 34(3): 779-781.

Scaglioni, S., Arrizza, C., Vecchi, F., y Tedeschi, S. «Determinants of children's eating behavior», *Am J Clin Nutr*, diciembre de 2011; 94(6 Suppl): 2.006S-2.011S.

Schusdziarra, V., Hausmann, M., Wittke, C., Mittermeier, J., Kellner, M., Naumann, A., *et al.*, «Impact of breakfast on daily energy intake--an analysis of absolute versus relative breakfast calories», *Nutr J*, 17 de enero de 2011; 10: 5.

Stang, J., y Loth, K. A., «Parenting style and child feeding practices: pontential mitigating factors in the etiology of childhood obesity», *J Am Diet Assoc*, 2011; 111(9): 1.301-1.305.

Wansink, B., Payne, C., y Werle, C., «Consequences of belonging to the "clean plate club"», *Arch Pediatr Adolesc Med*, octubre de 2008; 162(10): 994-995.

World Health Organization, «The WHO Child Growth Standards», 2012. En: http://www.who.int/childgrowth/standards/en/. [Consulta: 15 de mayo de 2012.]

—, «Social determinants of health and well-being among young people», WHO, Copenhage, 2012. En: http://www.euro.who.int/_data/assets/pdf_file/0003/163857/Social-determinants-of-health-and-well-being-among-young-people.pdf. [Consulta: 15 de mayo de 2012.]

Zimmermann, E., Holst, C., y Sørensen, T. I., «Lifelong doubling of mortality in men entering adult life as obese», *Int J Obes (Lond)*, septiembre de 2011; 35(9): 1.193-1.199.